Mechanism of Cerebral Edema and Multimodal Magnetic Resonance Imaging

脑水肿机制与多模态磁共振成像

主编 鲁 宏 刘 衡 战跃福

中国科学技术出版社
·北京·

图书在版编目（CIP）数据

脑水肿机制与多模态磁共振成像 / 鲁宏 , 刘衡 , 战跃福主编 . — 北京：
中国科学技术出版社 , 2021.4

ISBN 978-7-5046-9013-5

Ⅰ. ①脑… Ⅱ. ①鲁… ②刘… ③战… Ⅲ. ①脑病—水肿—核磁共振成像
Ⅳ. ① R816.1

中国版本图书馆 CIP 数据核字 (2021) 第 068938 号

策划编辑	焦健姿	刘　阳
责任编辑	方金林	
装帧设计	佳木水轩	
责任印制	李晓霖	

出　　版	中国科学技术出版社
发　　行	中国科学技术出版社有限公司发行部
地　　址	北京市海淀区中关村南大街 16 号
邮　　编	100081
发行电话	010-62173865
传　　真	010-62179148
网　　址	http://www.cspbooks.com.cn

开　　本	787mm×1092mm　1/16
字　　数	190 千字
印　　张	10
版　　次	2021 年 4 月第 1 版
印　　次	2021 年 4 月第 1 次印刷
印　　刷	天津翔远印刷有限公司
书　　号	ISBN 978-7-5046-9013-5 / R·2695
定　　价	75.00 元

编著者名单

主　编　鲁　宏　刘　衡　战跃福

编　者（排名不分先后）

鲁　宏　重庆市第七人民医院（重庆理工大学附属医院）

艾　莉　重庆市第七人民医院（重庆理工大学附属医院）

王显峰　重庆市第七人民医院（重庆理工大学附属医院）

刘　衡　遵义医科大学附属医院

尹　羽　遵义医科大学附属医院

战跃福　海南省妇女儿童医学中心

陈建强　中南大学湘雅医学院附属海口医院

何占平　中南大学湘雅医学院附属海口医院

雷小燕　海南医学院附属海南医院

张程程　海南医学院附属海南医院

任欢欢　重庆市人民医院

李利峰　长沙市中心医院（南华大学附属长沙中心医院）

李燕华　广西壮族自治区人民医院

蒋锡丽　湖南省脑科医院

陈海霞　重庆市巴南区人民医院

学术秘书　艾　莉

内容提要

　　本书由从事该领域研究多年的十余位专家学者共同编写，汇集了脑水肿基础与临床科研的诸多成果。全书共9章，从水通道蛋白概述、脑水肿病理基础、脑水肿动物模型、研究方法综述、多模态磁共振成像在脑水肿诊断中的应用、缺血半暗带的分子影像、创伤半暗带的分子影像、水通道蛋白-4在脑水肿组织中的表达与多模态磁振成像、展望等，多维度探讨了脑水肿发病的分子机制、病理改变与多模态磁共振成像征象，极具创新性和临床应用价值。纵览全书，图文并茂，集基础性、实用性、科学性及可读性为一体，对提升相关学科临床医师及科研工作者的临床诊断、鉴别诊断、科研水平有重要指导作用，对提高脑水肿的诊断准确率、指导治疗、提高治愈率亦有重要意义。本书可作为临床医师及影像医学工作者的实用参考工具书，亦可供医学生、研究生参考阅读。

第一主编简介

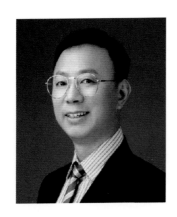

鲁宏 博士后、教授，博士研究生导师、博士后导师，重庆市第七人民医院（重庆理工大学附属医院）医学影像科主任、医技教研室主任。中国医学生物工程学会医学影像工程与技术分会委员，中国性病艾滋病防治委员会感染影像学分会常务委员，中国神经变性疾病学会磁共振学组委员，中国神经内科医师协会神经影像分会委员，重庆市放射学会委员，重庆市放射学会分子影像学组副组长，重庆市医院协会影像医学管理专委会委员，重庆市卒中学会卒中影像分会副主任委员，重庆市传染病影像学专委会常委，重庆市巴南区医学影像质控中心常务副主任，重庆市突出贡献中青年专家，国家自然科学基金评委，多种期刊常务编委、编委。主持国家自然科学基金 4 项，参与国家自然科学基金 4 项，主持中国博士后基金 1 项、省部级课题 15 项。获省部级科技进步二、三等奖 6 项。发明专利 3 项。主编专著 2 部，参编专著 7 部。发表论文 100 余篇，其中 SCI 收录论文 31 篇（IF：91.48）。

序 一

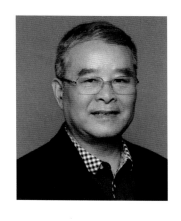

章士正　教授

浙江大学医学院附属邵逸夫医院放射科首任主任
中华医学会放射学分会第十一、十二届常务委员
中华医学会放射学分会腹部学组前任组长

　　一切生命的起源均源自于水。正是由于水的滋润和抚养，地球才能有如此多姿多彩的景色和千奇百怪的生物物种。人体体重的大部分是由水构成的。人体生理功能的正常运转依赖于水的静态和动态平衡，而人体的任何病理改变必定伴随着水平衡的紊乱。

　　随着科学技术的发展，人类对于机体生理或病理状态下水分子运转的认识，从宏观到微观，从大体解剖到分子水平，在不断深化。水通道蛋白的发现为从分子生物水平研究水分子在人体生理和病理情况下的运转提供了一个十分重要的切入点。

　　鲁宏主任带领其团队在多个国家自然基金和省部级课题的资助下，20多年来孜孜不倦地对水通道蛋白 -4（aquaporin-4，AQP4）的生理功能、AQP4 在不同种类脑水肿病理状态下所起的作用、相应的 MRI 表现及其在临床治疗脑水肿方面的应用进行了深入研究。鲁宏主任及其团队这种持之以恒、坚韧不拔的专研精神，一步一个脚印的实干作风确实难能可贵。我们搞科学研究就是需要这种精神、这种作风，来不得半点浮夸和弄虚作假。

　　本书是鲁宏主任带领其团队长期研究工作的阶段性总结，向读者汇报了研究的成果、技术和方法，并展望了相关成果的临床应用前景。相信本书对于其他研究者及相关学科的临床医师会有很大的启发和帮助。

　　我有幸见证了鲁宏主任在浙江大学医学院附属邵逸夫医院放射科博士后流动站的研究、工作。在此，真诚祝贺鲁宏及其团队取得的成绩，并期望他们继续努力，更上一层楼！

章士正

序 二

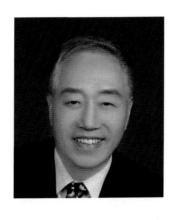

丁仕义　教授

陆军医科大学西南医院放射科前主任
重庆医学会放射学分会第一、二届主任委员

　　水是生命之源。正常的水代谢是维系生物体新陈代谢的前提，对人类的繁衍生存起着非常重要的作用。当人体出现病理变化时，必将伴随着水代谢障碍，这已被科学证明。随着脑部疾病的增多，脑水肿这一脑部疾病的共有病理改变已成为当今医学研究的热点。

　　鲁宏主任带领其团队在多个国家自然基金和省部级课题的资助下，历时 20 余年对常见类型脑水肿的分子机制及多模态磁共振成像（MM-MRI）进行了系列研究，期望从分子水平探明脑水肿的发生机制，特别是水通道蛋白 -4（aquaporin-4，AQP4）与脑水肿的关系，同时还从基础到临床探讨了各型脑水肿的 MM-MRI 表现，尤其是对脑"缺血半暗带"和"创伤半暗带"的分子机制、病理改变与 MM-MRI 征象进行了系统全面的探索，对临床脑水肿的精准诊断具有极高的推广应用价值。

　　全书共 9 章，收录了数量众多的图片，内容丰富、层次分明，为读者详尽介绍了科研思路、技术方法及临床应用，集基础性、实用性、科学性及可读性为一体，是鲁宏主任带领其团队长期研究工作的阶段性总结。相信本书能够成为相关临床医师及影像医学工作者必备的参考书和工具书，对其他研究者及相关学科的临床医师亦会有很大的启发和帮助。

　　衷心祝贺本书的出版，乐为序，并向广大同道推荐。

丁仕义

前　言

　　脑水肿是继发于多种脑疾病的共有病理现象，同时也是致残甚至致死的直接原因。迄今为止，临床上传统治疗脑水肿还停留在脱水、脑保护的水平，但往往效果不佳且容易反弹，究其原因就是对其发病机制缺乏认识。传统理论认为脑水肿是因血脑屏障受损、脑缺氧、颅内静脉压增高等因素导致脑组织中水的转运及平衡失调，水、电解质在脑细胞膜内外的分布失衡。一般认为，水分子的转运包括逆离子浓度梯度的简单扩散、渗透、过滤等形式。但无论是脑脊液与脑组织，还是脑脊液与毛细血管之间都存在脑屏障，而屏障内的上皮细胞之间都存在紧密连接，限制了水的跨膜交换。因此，推测脑组织中水的转运还存在另外一种交换方式——跨细胞膜运输。经作者团队 20 余年来持续研究发现水通道蛋白 -4（aquaporin-4，AQP4）参与了这一过程，认为 AQP4 是脑水肿发生非常重要的分子机制。这一结论将会对脑水肿的分子靶向治疗提供充分的实验依据。

　　随着医疗设备突飞猛进的发展，磁共振成像（magnetic resonance imaging，MRI）新技术不断应用于临床，尤其是用于脑水肿的精准诊断，如 T_2WI 与 T_2FLAIR 结合用于判断是游离水还是结合水；T_2FLAIR 与 DWI、ADC 图结合用于明确是细胞内（毒性）水肿还是血管源性水肿；灌注成像（perfusion weighted imaging，PWI）可以显示与血脑屏障结构相关的脑灌注，而动脉自旋标记（arterial spin labeling，ASL）则用来显示与血脑屏障结构无关。但与血管内皮生长因子（vascular endothelial growth factor，VEGF）相关的脑灌注。20 年来，在多项国家自然基金和省部级课题的资助下，我们团队利用多模态磁共振成像技术从动物实验（包括离体细胞实验）到临床应用进行了深入细致的研究，得出了业界广泛认同的结论，还特别对脑"缺血半暗带"和"创伤半暗带"的分子机制、病理改变及多模态磁共振成像征象进行了系统全面的描述，研究成果极具有创新性和临床应用价值。

　　本书由从事该领域研究多年的十余位专家学者共同编写，汇集了脑水肿基础与临床科研的诸多成果。书中所述的研究内容得到以下课题基金资助，在此一并致谢。

* 国家自然基金（No.30471646）：AQP4 在影像半暗带组织中的表达与磁共振灌注、扩散成像机制的相关性研究。

- 国家自然基金（No.30960399）：DWI 监测 RNAi 沉默 AQP4 治疗脑缺血半暗带的实验研究。
- 国家自然基金（No. 81160181）：RNAi 沉默 AQP4 治疗早期创伤性脑水肿与扩散加权成像的实验研究。
- 国家自然基金（No. 81960237）：基于显微光学切片断层成像及单细胞测序技术分析 AQP4 在创伤性脑水肿中的调控机制。
- 国家博士后基金（No.20080431308）：AQP4 mRNAi 治疗缺血半暗带的 DWI 实验研究。
- 重庆市自然基金（渝科发计字 [2004]54 号）：AQP4 在创伤性脑水肿中的表达与磁共振成像分子机制的相关性研究。
- 重庆市自然基金（No.cstc2019jcyj–msxmX0353）：AQP4 基因沉默治疗创伤半暗带与多模态磁共振成像研究。
- 重庆市卫计委重点项目（No.2016ZDXM040）：多模态磁共振成像监测 AQP4–RNAi 沉默治疗创伤半暗带的实验研究。
- 海南省科技计划项目（No. 081007）：早期脑梗塞的功能磁共振成像及其分子机制研究。
- 海南省国际合作项目（No. 2012–GH016）：早期脑缺血的 DTI、T_2 图与 AQP4 表达之间的相关性研究。
- 海口市重点科技计划项目（No. 2015030）：RNAi 沉默 AQP4 治疗创伤半暗带与功能磁共振成像的实验研究。

随着时间的推移和科技的不断进步，人们对理论知识的认识水平必将与时俱进，新设备、新技术也将不断出现。因此，本书所述可能存在不尽完善之处，敬望广大读者批评指正，以便再版时拾遗补缺、尽善尽美。

目　录

第 1 章 水通道蛋白 –4 概述

一、水通道蛋白 –4 的结构、亚型及分布

（一）结构

水通道蛋白（aquaporin，AQP）是一类膜蛋白家族，存在于动物、植物和微生物的细胞膜上。1987 年 Peter Agre 发现了第一个 AQP1，并获得了 2003 年诺贝尔奖。迄今为止，在人体中共发现 13 种亚型（AQP0～AQP12）。利用 X 线晶体学、电子晶体学等技术演绎 AQP 的氨基酸序列，明确了其分子结构和功能位点，同时发现这些蛋白通道具有共同的"沙漏"状结构特征（图 1–1）。AQP4 最早于 1994 年在大鼠肺组织中被发现，AQP4 由 6 个螺旋多肽链组成，每个 AQP4 蛋白单体都是 6 次跨膜，分子量约 30kD，包含有 5 个环，细胞外为亲水性 A、C、E 环，细胞内为疏水性 B、D环（图 1–1 和图 1–2），其中 A、C、E 环的氨基端和羧基端位于细胞内，B 环和 E 环均具有天冬酰胺 – 脯氨酸 – 丙氨酸（aspargine–proline–alanine，NPA）基序，这是 AQP家族都具有的氨基酸序列，在水转运功能上起到了决定性作用，研究发现 B、E 环结构的改变会引起水通道的通透性发生改变。两个 NPA 结构分别从胞膜的相对面折叠

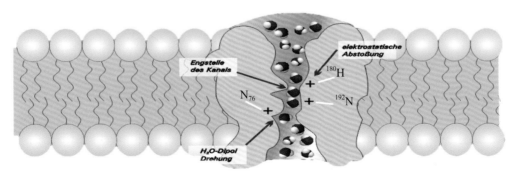

▲ 图 1–1 **AQP** 的"沙漏"模型
引自 Lan YL，2017

成一个能够允许水分子通过的孔道，直径约 0.38nm，且仅允许 1 个水分子通过，这种结构被称为 AQP "沙漏模型"三级结构（图 1-1）。AQP4 的四级结构是由 4 个单体组成的四聚体，且每个单体都有各自独立的水通道（图 1-2 和图 1-3）。

（二）亚型

AQP4 根据翻译起始位点的不同分为 3 种功能亚型：M_1、M_{23} 和 M_z，分别含有 323、301 和 364 个氨基酸残基，其中 M_1 水通透性最高，M_{23} 是脑组织中最常见的一种亚型，在脑中含量最丰富，且可在胞膜上排列成更高的结构——正交列阵结构（orthogonal arrays of particle，OAP），可以增强水分子通透性，促进 AQP4 在星形胶质细胞的极化，辅助 AQP4 定位于细胞膜上，且该结构为 AQP4 特有的结构。M_1 只作为单独的四聚体存在，M_1 也可以与 M_{23} 杂合形成正交阵列，其大小取决于 M_{23} 与 M_1 比值，且可通过 M_{23}：M_1 的摩尔比来预测 AQP4 分布阵列的大小。正常情况下 M_1 与 M_{23} 结合的比例较恒定，但是在 M_{23} 突变后可以发生变化，从而改变质膜的通透性。AQP4 的分布为何要形成正交排列阵列尚且未知，但与不互相作用的 AQP4

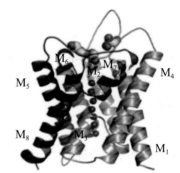

▲ 图 1-2　**AQP4 的晶体结构图**

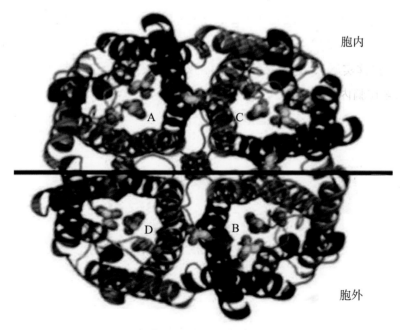

▲ 图 1-3　**AQP4 的外侧面结构图**
引自 Assentoft M，2015

四聚体相比，四聚体正交连接能使 AQP4 更有效地锚定在胞内蛋白上。如果要将 AQP4 限制在星形胶质细胞终板上表达，与一个阵列一个锚定点相比，相互独立的 AQP4 四聚体可能需要各自在胞内的锚定点（图 1-4）。有研究显示，M_{23} 下游残基的疏水分子间相互作用是阵列形成的关键决定因素，N 端 M_1 特异性部分的残基诱导了这种相互作用。最近的研究表明，尽管 M_1 和 M_{23} 的通透性相似，但 M_{23} 的表达水平高于 M_1。因此，与 M_1 相比，M_{23} 亚型的单位水渗透率降低。还有研究报道 M_{23} 的单位水渗透率增加，或者这两种亚型的单位水渗透率没有差异，因此这一点还需进一步研究。

（三）分布

AQP 广泛存在于原核和真核细胞的生物膜上。AQP 在哺乳动物的多种组织中均有表达，尤其在与体液分泌和吸收密切相关的上皮细胞和内皮细胞内呈高表达。AQP4 是哺乳动物脑和脊髓组织中最重要的水通道蛋白，AQP4 在大脑中表达受到严格的调控，AQP4 在细胞膜上的数量及对水分子的通透性是可以调控的，调控方式主要有长期调节和短期调节，长期调节是通过缺氧、渗透压、转录等长时间的调节机制，短期调节是通过一些受体介导的磷酸化和去磷酸化以及 AQP4 在胞内运输实现的。

AQP4 主要分布于星形胶质细胞、室管膜上皮细胞、脉络丛上皮细胞、血管内皮细胞等支持细胞中，尤其在与蛛网膜、软脑膜、毛细血管等相邻的星形胶质细胞足突上表达最丰富（图 1-5 和图 1-6）。此外，AQP4 还在小胶质细胞上表达上调，但在神经元、少突胶质细胞、脑膜成纤维细胞上均未见其表达，以上可以看出 AQP4 主要在脑实质与脑内液体成分相邻的细胞膜上表达。AQP4 的这种极性分布提示 AQP4 在脑内水平衡中发挥重要作用，可能是胶质细胞与脑脊液以及血液之

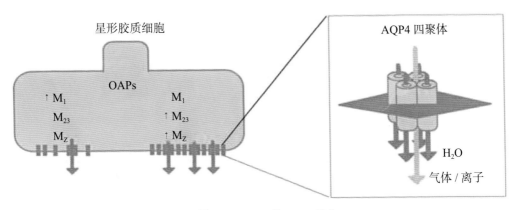

▲ 图 1-4　**AQP4 的 OAPs 结构**
引自 Clément T，2020

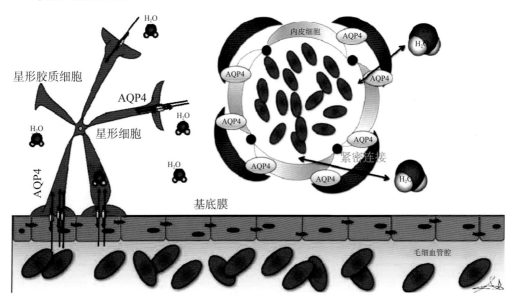

▲ 图 1-5 **AQP4 在星形胶质细胞、血管内皮细胞上表达**

引自 Filippidis AS，2016

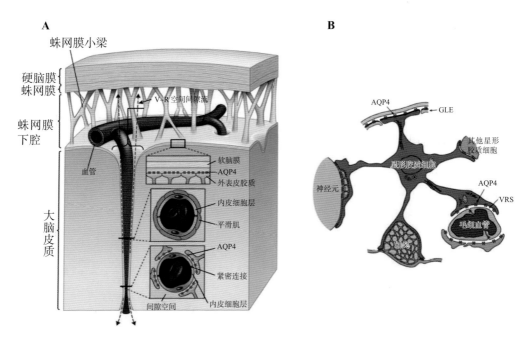

▲ 图 1-6 **AQP4 的分布图**

引自 Suzuki K，2017

间水分子转运的重要结构单元。如前所述，AQP4 表达在脑室系统周围的室管膜细胞和脉络丛细胞，与脑脊液的分泌和重吸收的位置大致相同，说明脑脊液可能通过AQP4 参与自身循环。AQP4 在下丘脑视上核和室旁核高度表达，该部位的大分泌细胞对细胞内容量变化非常敏感，当渗透压变化 1% 时可引起抗利尿激素释放，所以 AQP4 可能是渗透压感受器或受体，通过自身对微小渗透压的变化改变细胞容量，从而参与全身的水平衡。此外，AQP4 还表达在胼胝体、海马、小脑、脑干等部位，主要调节胞外间隙大小和钾离子浓度。有研究发现 AQP4 的表达部位、表达量的多少以及排列方式等，均与所在器官的生理病理状态密切相关。

AQP4 还分布在肺、胃肠道、肾脏等部位。在胃肠道 AQP4 主要分布在胃底腺壁细胞的基侧膜及有选择的分布在小肠隐窝细胞的基底侧膜，然而在结肠全段均有分布，AQP4 在胃底腺壁细胞、回肠、近端结肠高表达，在食管、空肠几乎不表达。AQP4 在支气管、气管和鼻咽上皮的纤毛柱状细胞的基底外侧膜也表达，AQP4 在气道以外 II 型肺泡上皮细胞有少量分布。AQP4 在肾脏的集合管高表达，参与水的重吸收。AQP4 还表达在视网膜、内耳和嗅觉器官的上皮组织。在心脏，AQP4 主要在人心肌细胞膜及血管内皮细胞上表达。在脊髓组织中的灰质和白质的星形胶质细胞内也可见 AQP4 表达，尤其是围绕神经元和血管的星形胶质细胞突起和神经胶质界膜外部和内部表达明显。这些部位也是星形胶质细胞在脊髓实质和血液或脑脊液之间形成的屏障，其中灰质是 AQP4 表达最多的部位。

二、水通道蛋白 -4 的功能

AQP4 的生理功能复杂多样，主要功能是介导自由水跨膜转运，参与水的分泌和吸收，调节细胞内外渗透压平衡、代谢物的排除、细胞迁移、突触可塑性、钙离子信号传导、免疫调节、谷氨酸盐稳态和铁传递等，这种功能与其自身的分子环境有很大关系。AQP4 在神经系统的生理和病理过程中都发挥着非常重要的作用。AQP4 作为水双向转运体，参与的生理功能是脑脊液的形成和重吸收，可调节水含量并参与调控细胞外容积，有助于维持脑容积。除调节水的跨膜转运和维持水平衡外，AQP4 在脑组织内还具有其他多重作用。有研究表明，AQP4 敲除小鼠可延迟清除脑实质细胞内被注入的追踪物，包括 β- 淀粉样蛋白。因此，AQP4 功能障碍或易位可能参与神经退行性病的形成，如阿尔茨海默病。近几年的研究结果显示，AQP4 参与调节细胞外间隙大小和间隙中 K^+ 的浓度的变化可影响细胞外容积调节 K^+ 的摄取，且 K^+ 的摄取可能是 AQP4 依赖性的，AQP4 可能协同调节水和 K^+ 稳态，进而影响神经兴奋性。有研究显示 AQP4 敲除小鼠星形胶质细胞的移动变慢，并使胶质瘢痕形成受损，因此提出 AQP4 可加快星形胶质细胞的迁移速度，有利于胶质瘢痕的形成和胶质瘢痕的愈合，其机制可能为细胞内外渗透梯度的改变或者 AQP4 依赖性的细胞体积形状的改变有关。最近有研究认为水的通透性可驱使肿瘤细胞的迁移，而 AQP4 可能起着重要作用。AQP4 可以通过影响长时程增强和长时程抑制来影响海马和杏仁核的学习和记忆，AQP4 基因缺失能选择性破坏神经营养蛋白依赖性突触可塑性，导致空间学习和记忆功能减退。AQP4 基因敲除小鼠的淀粉样物质聚积和记忆缺损加重，提示 AQP4 可成为阿尔茨海默病的治疗靶点。而且，AQP4 还可以作为一种黏附分子，参与星形胶质细胞的迁移，AQP4 基因敲除还可抑制室管膜下神经干细胞的增殖、迁移和分化。此外，AQP4 在调节细胞内外 Ca^{2+} 平衡中发挥着重要的作用，还可通过调节大脑兴奋性减轻癫痫发作。分布于下丘脑视上核、室旁核神经元以及相应区域胶质细胞上的 AQP4，参与感受机体体液渗透压变化并将感受到的信号扩大，同时通过神经内分泌途径适当的调节机体渗透压。

近期的研究还发现，AQP4 除了参与脑脊液分泌、吸收等中枢神经系统内水代谢平衡的调节外，还具有影响神经信号的传导，改变神经元神经递质的释放，调节星形胶质细胞对 K^+ 和谷氨酸的重吸收等许多其他的功能；抑郁者脑中 AQP4 表达减少，敲除 AQP4 会加重抑郁模型的症状，其机制与损伤星形胶质细胞功能和海马神经发生有关。AQP4 与部分难治性抑郁的发病机制相关。由慢病毒介导的 AQP4 基因沉默可抑制创伤性脑损伤后胶质瘢痕的形成，有利于神经功能的恢复；AQP4 下调可改善大鼠缺血性卒中模型的脑水肿、梗死体积和减少神经损伤；AQP4 通过直接调整干细胞的增殖而调整成人海马神经的形成，从而可以介导某些药物的抗抑郁作用；在脑出血后的血肿周围区域，星形胶质细胞 AQP4 极性丧失，而 AQP4 极性的丧失促成了脑水肿等。AQP4 还参与胶质母细胞瘤的细胞迁移、侵袭和附着。作者团队通过对大鼠脑创伤模型的研究发现，脑组织内正常的 AQP4 极性分布（血脑屏障内的毛细血管基底膜分布较多，而胶质细胞足突较少）在维持脑内水平衡具有重要意义，脑创伤后 AQP4 极性分布失调或反转是导致脑水肿的直接原因（图 1-7），而与 AQP4 蛋白表达在时间总量变化上无明显相关性，AQP4-siRNA 可降低早期 AQP4 极性分布反转指数，从而改善创伤性脑水肿。

AQP4 对保持胃黏膜完整起着重要的作用，也可促进结肠对水的渗透，参与结肠对水的转运及结肠液体的分泌。AQP4 在肾脏的作用主要是参与水的重吸收。表达于小脑的 AQP4 可参与运动控制和运动学习，表达于胼胝体的 AQP4 可能通过与郎飞结作用调节渗透压。

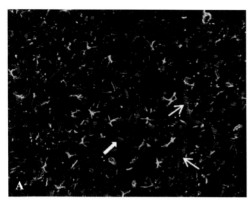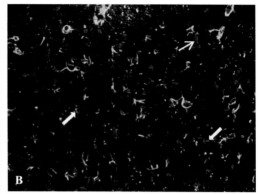

▲ 图 1-7　激光共聚焦扫描电镜图（200×）

A. 脑组织内 AQP4 正常极性分布，血脑屏障周围的分布（白燕尾箭）多于胶质细胞膜（白箭）；B. 脑创伤后，AQP4 极性分布反转，血脑屏障周围的分布（白燕尾箭）少于胶质细胞膜（白箭）

三、水通道蛋白 -4 与渗透压

（一）血浆渗透压

1. 血浆渗透压

血浆渗透压指血浆中溶质分子通过半透膜的一种吸水力量，它的高低与血浆溶质颗粒数目的多少呈正相关，而与溶质的种类及颗粒的大小无关。血浆渗透压约为 300mmol/L，正常值范围为 280～320mmol/L，低于 280mmol/L 被称为低渗透压，高于 320mmol/L 被称为高渗透压。血浆的渗透压由血浆中晶体物质与胶体物质共同形成，吸引水分子穿过生物半透膜向晶体溶质和胶体溶质所在的方向移动，换言之，即水分子是从低渗态往高渗透态方向移动。形成血浆的渗透压主要因素是溶解于其中的晶体物质，尤其是电解质。

2. 晶体渗透压

由晶体物质所形成的渗透压称为晶体渗透压（crystal osmotic pressure），80% 晶体渗透压来自 Na^+ 和 Cl^-。由于血浆与组织液中晶体物质的浓度几乎相等，所以它们的晶体渗透压也基本相等。晶体物质绝大多数不能自由通过细胞膜，而可以自由通过有孔毛细血管。因此，血浆晶体渗透压维持着细胞内外水平衡。在各种可导致细胞代谢紊乱的因素作用下，钠钾泵、钙泵等功能失调，打破了细胞内外晶体渗透压的平衡，导致细胞内外水平衡失衡，则可出现细胞水肿或脱水。在脑组织中，当血浆晶体渗透压降低时，进入细胞内的水增多，引发细胞毒性（内）水肿。当血浆晶体渗透压升高时，细胞内的水渗出，导致细胞脱水、萎缩，甚至凋亡。

3.胶体渗透压

由血浆中的蛋白质所形成的渗透压称为胶体渗透压（colloid osmotic pressure），是使组织液回流到毛细血管的一种力量。在血浆蛋白中，白蛋白的分子数量远多于球蛋白及纤维蛋白，因此血浆胶体渗透压主要来自白蛋白。血浆蛋白一般不能透过毛细血管壁，也不能通过细胞膜，所以血浆胶体渗透压虽小，但对于血管内外的水平衡起着非常重要的作用。当血浆蛋白减少，尤其是白蛋白减少，血浆胶体渗透压降低，原有毛细血管内外的水平衡被打破，水分子从毛细血管内向外移出，组织液生成增多，引起水肿。

（二）水通道蛋白 –4 在脑组织水转运中的作用

AQP4 是脑组织中分布最广泛的一种水通道蛋白，主要分布于星形胶质细胞、室管膜细胞、脉络丛等，是涉及水的跨膜转运及细胞内外环境平衡调节的主要膜蛋白。AQP4 是介导水转运的重要调节因子，在脑组织水的运输和调节中起关键作用，其介导的水转运方式与水穿越膜脂质双层的简单扩散方式不同，它是水通过该膜蛋白沿渗透梯度由低渗向高渗区的移动，水通过质膜时存在较高的水通透系数（pf ＞ 0.01cm/s），且活化能较低。AQP4 对水的通透作用呈高度的特异性和选择性，对水的选择性转运表现在其孔道大小的适应性。在生理情况下，水通道基本上处于激活状态，水经水通道向高渗方向的转运，一般不需要"门控"或其他调节。有研究表明，AQP4 可能参与脑脊液重吸收、渗透压调节，还可能兼有细胞外渗透压感受器和水平衡调节器的功能。

脑水肿主要有细胞毒性（内）和血管源性两种类型，细胞毒性（内）脑水肿的形态学特点主要表现为水分在细胞内滞留，细胞器及细胞肿胀，但血脑屏障保持完整；而血管源性脑水肿则表现为水分在细胞间聚集，细胞间隙增大，血脑屏障破坏。AQP4 在不同类型脑水肿中的作用不同。AQP4 表达增加可促进经 AQP4 转运进入细胞内的水分，从而加重细胞毒性（内）水肿；而 AQP4 表达增加却有利于细胞间隙多余水分的清除，从而减轻血管源性水肿。

（三）水通道蛋白 –4 与渗透压

细胞内外水平衡的维持主要靠晶体渗透压。细胞内主要是钾离子控制渗透压，细胞外则主要为钠离子，两者协同配合，保持细胞内外渗透压的平衡，从而保持细胞内的水分不大量丢失。细胞渗透压反映的是细胞吸水的能力，细胞渗透压与细胞液的溶质浓度有关；细胞液浓度越大，细胞渗透压则越大，细胞吸水能力就越强，出现细胞水肿；反之则出现细胞脱水。国内外众多研究表明，AQP4 与水、钠吸收、水、钾平衡有关，并兼有细胞外渗透压感受器和水平衡调节器的功能。渗透压是细胞肿胀的原动力，AQP4 除了可以被其他蛋白调节外，其本身的表达也受渗透压的调控。在慢性渗透压变化刺激后，AQP4 在神经垂体的垂体细胞膜上表达增多，提示缺氧、缺血、中毒等导致腺苷三磷酸（adenosine triphosphate，ATP）合成减少，钠钾泵失调使细胞胞内高渗，细胞内外的渗透压变化可能通过上调 AQP4 表达加速水分流入，形成细胞毒性（内）脑水肿。钙失衡也是细胞毒性脑水肿的重要原因。正常状态下细胞内外 Ca^{2+} 极高的浓度差依赖钙泵来维持，在大脑缺氧缺血时，钙泵失调 Ca^{2+} 进入细胞内，细胞内离子浓度升高，使渗透压发生相应改变。

有学者研究肝衰竭引起的肝性脑病过程中的脑水肿发生机制，发现 AQP4 表达增多早于细胞肿胀的发生，在氨作用 11h 后细胞体积未见明显改变，于 12h 及 18h 后肿胀明显，同时在氨作用 10h 后 AQP4 表达明显上调，24h 达到高峰。细胞肿胀程度与 AQP4 表达呈正相关，提示 AQP4 在肝衰竭后脑水肿发生过程中发挥重要作用。对于此现象，大多数学者认为是由于渗透压的改变，星形胶质细胞是脑内降解氨的场所，谷氨酰胺是氨代谢解毒后的产物，是一种很强的细胞内渗透剂。在肝衰竭伴有持续的高血氨患者中，谷氨酰胺在星形胶质细胞内积聚使渗透压增高，导致星形胶质细胞肿胀，进而导致脑水肿的发生。故细胞内外渗透压的变化可能为水的跨膜流动提供原始动力。有研究表明，除了渗透压变化外，氧化作用、线粒体渗透性转变也在氨诱导星形胶质水肿的发生过程中起了作用，但其中 AQP4 的具体调控的信号转导机制还需进一步研究。

1. 水通道蛋白 -4 与低渗透压

在大脑损伤患者的脑组织中发现了胶质细胞足突的肿胀。在全身性渗透压改变后，大量分布 AQP4 的星形胶质细胞发生水肿，提示 AQP4 可能参与细胞毒性（内）脑水肿的形成。为了进一步确定 AQP4 在星形胶质细胞水肿中的作用，对 AQP4 敲除的原代小鼠星形胶质细胞低渗诱导发现，AQP4 敲除的原代小鼠星形胶质细胞的水通透性比野生型降低了 90%。有研究报道，检测野生型和 AQP4 敲除型星形胶质细胞在等渗和低渗溶液中的变化情况发现，野生型星形胶质细胞肿胀和皱缩的速率都比 AQP4 敲除型更快。在系统性低渗应激后，AQP4 敲除小鼠显示大脑水摄取减少。还有实验研究显示，在低渗液中的星形胶质细胞，AQP4 蛋白的表达随着低渗液作用时间的延长，其表达逐渐增强，细胞膜大量 AQP 开放，水由细胞外进入细胞内，致使细胞水肿，严重时细胞膜破裂，甚至坏死（图 1-8）；这一现象提示低渗透压可导致星形胶质细胞水肿和结构受损。同时，在同一条件下，AQP4 mRNA 的表达亦随着渗透压的下降而表达增强，这证实了 AQP4 的表达与渗透压直接相关，提示 AQP4 可能是渗透压感受器或受体。这一研究表明，AQP4 表达上调可能是脑水肿形成和发展的重要分子机制之一，同时还表明 AQP4 表达上调可能与细胞膜结构的完整性有关。但目前对 AQP4 表达与活性调控的细胞信号转导机制及其转录启动与调节成分尚不明确。

2.水通道蛋白 -4 与高渗透压

高渗性脱水，又称原发性脱水，即水和钠同时丧失，但缺水多于缺钠，血清钠高于正常范围，细胞外液的渗透压升高，进而细胞内的水转移到细胞外，造成细胞内脱水，出现细胞功能障碍，尤以脑细胞为明显。严重时脑组织充血，神经细胞裂解，出现高渗性昏迷、脱水热，使原发病恶化，甚至引起患者死亡。

在生理条件下，星形胶质细胞对维持人体内环境的稳定和细胞外液离子的平衡起重要作用。有学者采用建立体位细胞模型，对高渗液对 AQP4 在星形胶质细胞中的表达变化进行了研究，结果显示：①高渗液可导致星形胶质细胞脱水，以早期较明显；细胞活性和细胞存活率明显下降；② AQP4 mRNA 和蛋白在高渗作用的早期表达增强，AQP4 表达上调在高渗性脱水的早期（＜ 12h）可能起到重要的代偿作用（图 1-9）。推测其机制可能为：当细胞外液的渗透压升高时，细胞膜内外形成一个内低外高的渗透压梯度，细胞内水转移到细胞外，细胞容积缩小。随着作用时间的推移，细胞内水的不断丢失，细胞内逐渐形成一个相对的高渗环境。此时，AQP4 表达上调，细胞膜大量的水通道开放，使细胞外水分重新流入细胞内，对细胞脱水具有代偿作用；但当时间进一步推移，AQP4 对细胞内外水的平衡调节能力几乎达到极限，细胞处于失代偿期，死亡细胞增多，细胞生长受到显著抑制，最终使星形

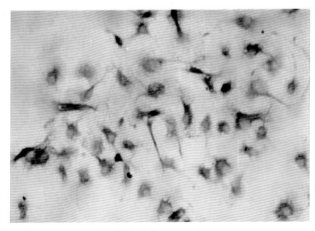

▲ 图 1-8　低渗液作用 24h（HE，200×）
图示星形胶质细胞明显肿胀并部分坏死

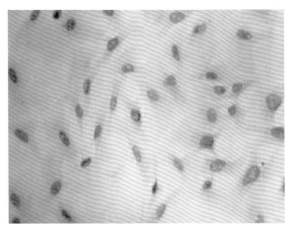

▲ 图 1-9　高渗液（333mmol/L）作用 12h（DAB，200×）
图示 AQP4 mRNA 表达增强（棕黄色）

胶质细胞的代谢和功能发生紊乱。亦有研究显示，高渗性甘露醇形成的高渗环境通过 p38MAPK 途径促进 AQP4 生成，并且是在转录与转录后水平进行的。

高渗液能抑制急性脑损伤时的粒细胞 – 内皮细胞黏附作用而达到减轻脑水肿的目的。有研究发现高渗盐水可以降低脑出血诱导的中性粒细胞激活，增强 T 细胞杀伤激活的中性粒细胞的能力，从而减轻炎症反应，并进一步达到减轻炎症反应导致的脑水肿。有研究通过基因敲除的方法证实了高渗液减轻脑缺血后脑水肿的存在，是依赖于血管周围星形胶质细胞上 AQP4 来实现的，并且在 AQP4 存在的条件下还能减轻脑缺血所致的血脑屏障损伤。Zeng HK 等研究发现 10% 高渗液能降低星形胶质细胞上 AQP4 的表达来减轻脑缺血后脑水肿。本小组的前期研究亦发现 3% 高渗液能减轻内毒素诱导的大鼠脑水肿，而这种作用是通过下调 AQP4 的表达来实现的。进一步的研究还发现 3% 的高渗液处理体外培养的星形胶质瘤细胞 15min 能使细胞膜表面的 AQP4 进入细胞内，这种作用可能与其改善脑水肿机制相关。以上研究说明，抑制 AQP4 表达及促进细胞膜上 AQP4 的内化是高渗钠液抗脑水肿的非渗透性作用机制之一。

四、水通道蛋白 –4 与缺氧

多数学者研究表明 AQP4 参与了脑水肿的形成，尤其是脑梗死后的水肿变化与 AQP4 的表达调控密切相关。为了从细胞水平探讨其发生机制，我们建立了体外胶质细胞缺氧模型，模拟在体脑梗死病理变化，得出了有价值的结论。

（一）氯化钴是较稳定的体外缺氧诱导剂

氯化钴（cobalt chloride，$CoCl_2$）模拟体外缺氧的机制是钴替代了血红蛋白四聚体分子中的亚铁，阻断了细胞对氧的携带，抑制呼吸链，减少 ATP 的释放。$CoCl_2$ 能在体外培养的细胞中产生类似缺氧状态，同时可以通过激活细胞中的氧感受器使缺氧诱导因子 1（hypoxia inducible factor-1，HIF-1）在细胞内积聚，从而使细胞的抗缺氧能力增强。细胞对 $CoCl_2$ 刺激和缺氧刺激具有相同的氧感受、信号转导和转录调节机制，因此 $CoCl_2$ 模拟的体外实验与体内缺氧状态下的研究结果具有很强的一致性。因 $CoCl_2$ 使用简便，条件易控制，在国内外已获得广泛应用。

（二）水通道蛋白-4 介导了胶质细胞缺氧性水肿

通过应用 $CoCl_2$ 建立离体星形胶质细胞缺氧模型并进行 AQP4 mRNAi 沉默，结果显示：随时间的延迟缺氧组细胞肿胀逐渐加重，在 1～2h 特别明显，4～12h 轻度加重；干扰组在 30min 至 2h 的细胞肿胀明显减轻，4h 后细胞肿胀只有轻度改善。由此说明 $CoCl_2$ 通过抑制呼吸链，减少 ATP 的释放，使钠钾 ATP 酶活性下降，细胞内外离子浓度失衡，胞内 Na^+ 浓度急剧升高，水分子随之进入细胞内导致胶质细胞水肿，这是传统观点对这一病理现象的解释。但随着人们对脑水肿机制的不断深入研究，对细胞水肿的产生机制有新的认识。众所周知，常见的水跨膜转运有以下 2 种方式：①水分子通过简单扩散透过生物膜；②由膜上特异性通道蛋白介导的快速水转运。水的简单扩散过程非常缓慢，而且需要较高活化能，在细胞缺氧的病理条件下，能量合成不足，而且需要大量水的快速转运，因此，在细胞缺氧时水的转运主要是膜上特异性通道蛋白介导的快速水转运。本组实验中在短时间（2h 以内）缺氧胶质细胞迅速肿胀，而 AQP4 表达快速上调，通过 AQP4 mRNAi 沉默后见同期的细胞水肿明显缓解。结果证实 AQP4 介导了水的跨膜转运，而并非传统理论认为的水分子随 Na^+ 内流导致胶质细胞水肿。

（三）胶质细胞内水肿是可逆性损伤

通过对细胞活性的检测发现实验各组差异均无统计学意义（$P > 0.05$），表明 $CoCl_2$ 通过激活细胞中的氧感受器而使细胞的耐乏氧能力增强，可能还同时增强了细胞无氧酵解，仅为细胞形态的肿大而细胞活性尚未受影响。由此说明细胞内水肿阶段是可逆性损伤，可以通过及时干预治疗完全恢复正常的病理改变，从细胞水平进一步印证了将在第 6 章第一节报道的缺血半暗带的病理机制。

（四）氯化钴诱导细胞缺氧、水通道蛋白 -4 表达与细胞水肿之间的关系

如前所述 $CoCl_2$ 是通过抑制呼吸链，使钠钾 ATP 酶活性下降，细胞内外离子浓度失衡。这种细胞内外环境渗透压的改变已是不争的事实。通过实验观察，随着 $CoCl_2$ 与胶质细胞相互作用时间延长，细胞水肿程度逾重，特别在 2h 以内水肿明显加重。试问细胞内外环境渗透压与胶质细胞水肿之间是通过什么"桥梁"联系起来的呢？为此已有作者推测 AQP4 可能兼有细胞外渗透压感受器和水平衡调节器的功能。本实验已明确证实 AQP4 表达上调是胶质细胞水肿产生的关键分子机制，AQP4 mRNAi 沉默能有效改善细胞水肿。所以笔者认为 AQP4 有细胞外渗透压感受器这一功能，AQP4 是产生细胞水肿的"最后共同通道"（图 1–10）。

五、水通道蛋白 -4 与损伤

随着交通业和建筑业的迅猛发展，交通事故、高空坠落伤不断增加，脑创伤的发病率与日俱增（占意外伤的 50% 以上），脑创伤后最主要病理变化即创伤性脑水肿，它不仅是导致脑细胞（神经元、胶质细胞）功能障碍的重要原因，也是造成颅内高压、形成脑疝的关键因素，是临床脑创伤患者高致残率、高死亡率的主要原因。胶质细胞总数约为脑内神经元的 50 倍，其中最重要的是星形胶质细胞。在生理情况下，它不仅对神经元起着支持，营养、保护和修复的重要功能，而且还参与许多疾病的病理过程。已有资料报道，AQP4 在脑组织内表达最丰富，与缺血、缺氧及挫伤引起的脑水肿密切相关。创伤性脑水肿后以星形胶质细胞受影响为主，而针对星形胶质细胞机械损伤后细胞水肿的机制目前尚不清楚。离体实验可以排除许多外在的干扰因素，针对离体星形胶质细胞进行损伤实验，从细胞水平探讨创伤性脑水肿的形成机制。

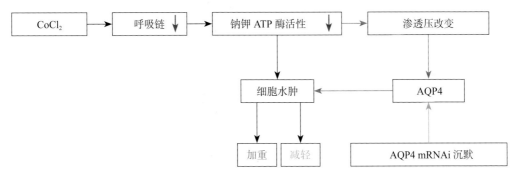

▲ 图 1–10　氯化钴诱导细胞缺氧、水通道蛋白 -4 表达与细胞水肿之间的关系示意图
➡ 代表传统理论；➡ 代表 AQP4 "最后共同通道"；➡ 代表 AQP4 mRNAi 沉默

（一）离体损伤胶质细胞的水通道蛋白 -4 表达与病理

实验证实 AQP4 在星形胶质细胞膜上的表达在维持细胞正常形态和功能方面具有重要作用。星形胶质细胞水肿主要出现在机械损伤后 24～48h，而在 1～12h 内并未出现明显肿胀，这与在体实验研究显示早期即出现明显肿胀（2～24h）存在差异，说明离体的星形胶质细胞排除了在体细胞外环境的多种因素影响［包括血管源性水肿及多种细胞因子（ONS、MAPK、mPT 等）］，而主要受自身细胞膜蛋白变化和细胞内环境的作用影响。另外发现在损伤早期阶段，星形胶质细胞膜上 AQP4 呈小幅度持续性下降趋势，可能是细胞具有的自我保护机制，随后星形胶质细胞机械损伤后 24～48h 细胞膜上 AQP4 快速上调，而此时细胞水肿也开始出现并明显加重，在损伤后 72h 细胞膜 AQP4 下调，细胞内水肿也随之减轻，这说明细胞膜上 AQP4 表达变化是导致细胞水肿加重和消退的直接原因。通过免疫荧光及 western-blot 半定量整体上分析 AQP4 的表达分布范围及分布量，结果显示星形胶质细胞机械损伤后细胞膜上 AQP4 蛋白从 1h 开始缓慢下调，至 12h 达最低点，之后迅速升高至 48h 达峰值，呈 V 形变化趋势，随后至 72h 呈缓慢下调趋势（图 1-11）。而电镜下显示损伤后细胞内水肿的形成、加重、消退与细胞膜上 AQP4 的时间变化曲线基本一致，证明 AQP4 蛋白变化在星形胶质细胞机械损伤后脑水肿形成中具有明显的因果关系，抑制 AQP4 表达可能成为降低星形胶质细胞机械损伤后细胞内水肿的有效方法。

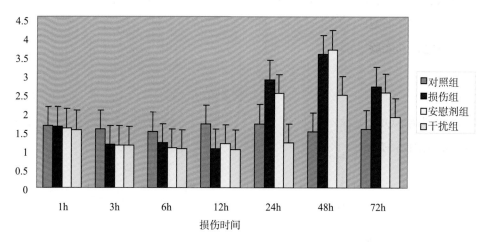

▲ 图 1-11　实验研究各组水通道蛋白 -4 表达比较

损伤组与安慰剂组的水通道蛋白 -4 表达一致（$P > 0.05$），于损伤后 1h 开始下调至 12h 达最低，之后升高至 48h 达峰值，72h 又下调，与对照组比较，除 1h 外（$P > 0.05$）其他各组差异均有统计学意义（$P < 0.05$）。干扰组与对应安慰剂组对比 1～12h 差异无统计学意义（$P > 0.05$），24～72h 差异均有统计学意义（$P < 0.05$）

（二）水通道蛋白 -4 基因沉默对损伤胶质细胞水通道蛋白 -4 的表达与病理的影响

siRNA 是一种特异、高效的靶蛋白抑制方法，在研究 AQP4 基因功能的实验中得到广泛认可。本实验通过 siRNA 对星形胶质细胞创伤模型进行 AQP4 基因沉默，以进一步分析 AQP4 在星形胶质细胞机械损伤后细胞水肿形成、消退的作用机制。结果显示，星形胶质细胞机械性损伤后的 1～12h，干扰组 AQP4 蛋白量较损伤组轻度下降，但差异无统计学意义（$P > 0.05$）。电镜下显示干扰组、损伤组以及对照组的细胞水肿程度无明显差异，说明 AQP4 蛋白在机械性损伤的早期并没有产生应激性的快速反应，而是表现为持续缓慢的变化过程，由于 siRNA 主要是通过抑制合成靶蛋白而并非通过降解靶蛋白发挥作用，所以干扰组在调控细胞膜 AQP4 蛋白量及细胞水肿变化程度上也表现出同样的延迟状态。然而在随后的 12～48h 内，损伤组 AQP4 蛋白快速上调，免疫荧光显示细胞膜上 AQP4 表达合成持续增多，其原因可能是机体早期自我保护调节机制失控以及细胞外环境离子浓度变化导致细胞内外渗透压差形成，进而诱导细胞膜上 AQP4 蛋白大量合成。通过 siRNA 抑制 AQP4 后显示，干扰组在损伤后 24h、48hAQP4 蛋白表达量明显降低，与损伤组比较差异有统计学意义（$P < 0.05$），同时电镜下显示星形胶质细胞水肿程度也明显缓解。这进一步证实 AQP4 在诱导星形胶质细胞机械损伤后水肿形成的关键作用，也同时说明 siRNA-AQP4 在治疗损伤后细胞水肿具有明显效果。另外，本组通过使用同等剂量的空载 RNA 作为对比（安慰剂组），结果显示安慰剂组并没有起到抑制 AQP4 蛋白表达以及减轻细胞内水肿的作用，这说明 siRNA 干扰治疗具有较高的特异性。

总之，本实验发现星形胶质细胞机械性损伤后，细胞膜上 AQP4 蛋白表达呈现先降后升的 V 形变化曲线，细胞膜上 AQP4 蛋白表达上调是导致胶质细胞水肿的直接原因，创伤早期 AQP4 表达下调可能具有细胞生物保护功能。siRNA 干扰可特异、高效的抑制 AQP4 表达，进而减轻胶质细胞水肿程度，为进一步研发治疗创伤性脑水肿的基因药物提供了实验依据。

六、水通道蛋白 -4 的研究进展

（一）水通道蛋白 -4 在神经系统疾病中的研究进展

AQP4 是构成离子通道分子复合体的一部分，通过 AQP4 的介导产生了水运动的跨膜转运，从而使 AQP4 在多种疾病的发生发展中均起到一定作用。但其参与某些中枢神经系统疾病的确切机制尚需进一步研究，同时 AQP4 的抑制剂是否可以成为治疗某些中枢神经系统疾病的新型药物也有待进一步探索。

1. 水通道蛋白 -4 与脑水肿

脑水肿是所有脑部疾病的共有病理现象，但脑水肿形成的过程非常复杂，取决于脑部疾病的类型、严重程度和大脑的发育阶段。AQP4 是位于星形胶质细胞上的水调节蛋白，在脑水肿形成过程中起促进和消除"双重"作用。AQP4 表达的变化与脑水肿类型之间存在相关性。多数学者认为，细胞毒性脑水肿时 AQP4 表达上调，AQP4 敲除的动物脑水肿明显减轻并阻断脑水肿引起的继发损伤，在血管源性脑水肿时 AQP4 表达下调，AQP4 敲除的动物脑水肿明显加重，说明 AQP4 在血管源性水肿中起着消除液体减轻水肿的重要作用。少数研究结论相反，细胞毒性脑水肿时 AQP4 下调，血管源性脑水肿时 AQP4 上调，认为这是机体对抗脑水肿的一种自身保护机制。

Tifenn Clement 等在脑创伤模型中发现表达在血管周围、星型胶质细胞足突的 AQP4 迅速上调，而在创伤核心区 AQP4 表达降低，再次表明 AQP4 的表达变化与脑水肿的程度和时间有关。Higashida T 等在脑创伤模型中发现，创伤组脑水含量和 AQP4 表达明显增加，24h 达高峰，并且脑水肿含量与 AQP4 表达呈正相关，AQP4 表达抑制组脑水肿明显减轻。Li X 研究发现脑损伤组早期血脑屏障通透性、AQP4 的表达高于正常对照组，24h AQP4 表达持续上升达到高峰，随后开始下降，敲除 AQP4 基因组血脑屏障和脑水肿明显减轻。鲁宏团队研究发现正常脑组织的 AQP4 呈典型的极性分布，即在血脑屏障的血管周围界膜及胶质细胞足突膜上 AQP4 分布较多，而胶质细胞膜上分布较少（12∶3），在脑创伤后 AQP4 分布呈极性反转现象，表现为胶质细胞膜 AQP4 逐渐增多，血管周围界膜及胶质细胞足突膜上 AQP4 表达快速下降，这种 AQP4 极性分布失调或反转是导致脑水肿的类型与程度发生改变的直接原因。基因沉默 AQP4 可降低早期 AQP4 极性分布反转指数，从而改善创伤性脑水肿。上述研究表明 AQP4 参与脑水肿的形成，并且通过抑制 AQP4 表达或者敲除 AQP4 基因后可有效预防脑水肿和减轻其引起的继发损伤。

2. 水通道蛋白 -4 与脑血管疾病

（1）AQP4 与脑缺血：脑缺血性疾病是一组由多种原因导致大脑、小脑或脑干局部或多部位供血不足，从而引起相应神经系统症状的疾病。有研究显示在永久性大脑中动脉闭塞 30min 后，AQP4 蛋白水平表达显著上调。在短暂性脑缺血模型中，梗死灶周围脑组织 AQP4 表达同样上调。但对全脑缺血模型进行的研究显示，AQP4 表达水平在 48h 内并无显著改变。总之，尽管在不同脑缺血模型中的研究结果仍存在一定差异，但脑缺血后 AQP4 的表达水平倾向于上调。

长期以来，AQP4 一直被认为与保持血脑屏障完整性有关。然而，一些脑缺血模型研究显示 AQP4 基因敲除会减轻血脑屏障损害，其机制可能与 AQP4 基因敲除能减少血脑屏障的继发性损伤有关。此外，AQP4 基因敲除对于改善神经功能缺损、缩小梗死体积、抑制脑缺血后细胞凋亡和炎性反应的发生起着积极作用，这提示 AQP4 在缺血性脑损伤的病理生理学机制方面起着复杂多样的作用。在 AQP4 基因敲除小鼠慢性脑缺血模型中，一方面星形胶质细胞增殖和胶质瘢痕形成增加，另一方面也会引起更严重的脑萎缩和神经元缺失变性，而在大鼠脑缺血细胞模型中，AQP4 可减轻星形胶质细胞损伤。

(2) AQP4 与脑出血：脑出血是指非外伤性脑实质内血管破裂引起的出血，占全部脑卒中的 20%～30%，急性期病死率为 30%～40%，与高血脂、糖尿病、高血压、血管的老化、吸烟等密切相关。脑出血的患者往往由于情绪激动、瞬间用力时突然发病，早期死亡率很高，幸存者中多数留有不同程度的运动障碍、认知障碍、言语吞咽障碍等后遗症。有研究显示 AQP4 在脑出血后表达上调，但不同实验 AQP4 表达的峰值时间存在差异。此外，研究还显示脑出血后 AQP4 在星形胶质细胞内的分布失去极性分布特征。

一般来说，脑出血引起的脑组织水肿和血脑屏障破坏较脑缺血更为严重。AQP4 敲除小鼠在脑出血后 1d、3d、7d 时的脑水肿和血脑屏障破坏均重于野生型小鼠。另外，脑出血后脑水肿的形成可能与 AQP4 的去极性分布密切相关。应用电子显微镜观察血脑屏障形态发现 AQP4 基因敲除后毛细血管内皮细胞肿胀，呈不规则分布，细胞间紧密连接散开。以上结果提示 AQP4 能从功能和形态两方面保护脑出血后血脑屏障的完整性。

AQP4 对于改善脑出血后神经功能和降低神经细胞死亡数也具有重要作用。Chu 等的研究显示，AQP4 基因敲除会增加脑出血后以神经元和星形胶质细胞为主的细胞凋亡，主要通过促炎性细胞因子活化启动凋亡级联反应。此外，血管内皮生长因子减轻脑出血后神经功能缺损、抑制血肿周围脑水肿和保护血肿周围神经细胞，可能与 AQP4 表达上调有关。

3. 水通道蛋白 -4 与视神经脊髓炎

视神经脊髓炎（neuromyelitis optica，NMO）是一种严重、特发、复发的中枢神经系统炎性脱髓鞘疾病，主要影响视神经、脊髓系统，表现为视神经炎和急性脊髓炎。研究显示，NMO 患者的中枢神经系统炎性反应发生的部位，恰好与 AQP4 高度表达的部位大致吻合。NMO-IgG 存在于星形胶质细胞足突中，有研究表明

NMO-IgG 与 NMO 具有相关性，可作为高度特异性的生物标志物（ > 95% ），用于鉴别 NMO 与多发性硬化（multiple sclerosis，MS）以及其他炎性神经系统疾病，而 NMO-IgG 的靶抗原即为 AQP4。NMO-IgG 通过与星形胶质细胞质膜中的 AQP4 结合，可引发多种不同的结果，包括通过体内溶酶体途径使 AQP4 再分配、内化和降解，促使炎症细胞的聚集，血脑屏障的破坏。通过与 IgG 结合阻断 AQP4，可减少跳跃脉冲传导过程中积聚在轴突周围空间的水流出，这合理地解释了 NMO 特征性的髓鞘性水肿，AQP4 在 NMO 的发病机制中起到关键作用。目前 AQP4-IgG（NMO-IgG）的检测已成为评价中枢神经系统炎症性脱髓鞘疾病患者的重要实验室指标，AQP4-IgG 血清阳性具有诊断、判断预后和指导治疗等重要临床价值。目前已有学者开发了非病原性重组单克隆抗 AQP4 抗体，其选择性地阻断 NMO-IgG 与 AQP4 的结合，在 NMO 的离体脊髓切片模型中阻止了补体和细胞介导的细胞毒性以及 NMO 损伤的发展，从而为治疗 NMO 的研究提供了实验依据。

4. 水通道蛋白 -4 与阿尔茨海默病

阿尔茨海默病是一种神经退行性疾病，表现为中老年人的渐进性认知能力下降。阿尔茨海默病是由脑实质的 β- 淀粉样蛋白（β-amyloid，Aβ）清除缺陷所导致的，其中 Aβ-42 是阿尔茨海默病中存在的主要类型。星形胶质细胞在 Aβ 的清除和降解中起到保护作用，而在培养的星形胶质细胞中 AQP4 缺乏会导致 Aβ-42 诱导的星形胶质细胞活化降低，星形胶质细胞中的 AQP4 被认为是治疗阿尔茨海默病的分子靶点。近年来发现脑内血管周围存在类淋巴系统，其主要作用是清除 Aβ 等间质蛋白。有实验证明 AQP4 敲除的阿尔茨海默病大鼠 Aβ 清除速度减慢，这说明类淋巴系统的清除作用可能依赖于血管周围的 AQP4 表达。资料显示，在阿尔茨海默病患者尸检中发现，分布于血管周围的 AQP4 丢失程度可以预测阿尔茨海默病病情进展程度。应用 AQP4 敲除小鼠模型中，证明星形胶质细胞中 AQP4 与谷氨酸转运体存在相互作用，两者在星形胶质细胞中的协同作用对 Aβ 引起的谷氨酸诱导的神经元损伤具有保护作用，这对调节不同细胞在阿尔茨海默病的神经保护反应中起到关键作用。阿尔茨海默病动物模型中的认知功能受损可能与突触前囊泡蛋白和突触后密度蛋白的表达下降有关，胆碱能系统也与阿尔茨海默病的认知缺陷有关。AQP4 在阿尔茨海默病中起到一定作用，但其确切机制尚需进一步研究。

5. 水通道蛋白 -4 与帕金森病

帕金森病（Parkinson's disease，PD）的临床特征是黑质中多巴胺能神经元进行性、选择性和不可逆的缺失导致神经功能减退，表现为静止性震颤、僵硬、运动迟缓和姿势不稳等。与健康对照组比较，PD 患者的血浆 AQP4 降低。研究显示 AQP4 敲除的小鼠较野生型小鼠表现出更强烈的炎症反应、更大数量的多巴胺能神经元丢失，以及星形胶质细胞和小胶质细胞增多。AQP4 可能是 PD 中免疫系统的关键调节因子。Sun 等研究表明，AQP4 参与星形胶质细胞释放炎性细胞因子和 ATP，然后间接调节小胶质细胞激活，从而影响多巴胺能神经变性，这为研究 PD 发病的分子机制提供了一个方向。

6. 水通道蛋白 -4 与癫痫

癫痫是以神经元异常同步活动引起的周期性发作和不可预测的发作为特征的疾病。在人类海马体中，海马角和齿状回区域均发现了 AQP4。研究显示水稳态是调节癫痫发作易感性的一个重要因素。研究表明，与野生型小鼠比较，AQP4 敲除的小鼠延长了电诱导癫痫发作的持续时间，癫痫发作次数明显增多，AQP4 敲除的小鼠在癫痫持续状态模型中也表现出更严重的脑组织水肿。也有研究表明，AQP4 在癫痫过程中表达增加，从而诱导了癫痫时大脑的细胞毒性水肿。同样也有实验证明，与正常小鼠比较，在颞叶大鼠癫痫模型中的 AQP4 表达水平显著增加。应用免疫组织化学检测硬化性癫痫组织中 AQP4 的表达量增加，然而 AQP4 在血管周围膜表达减少。由此认为血管周围 AQP4 表达的减少会导致癫痫时海马体的水和 K^+ 失调，从而导致过度兴奋。多种实验证明，抑制 AQP4 可以通过减少海马中的促炎细胞因子，从而降低癫痫发生时的兴奋性。AQP4 在癫痫发生中起重要作用，调节 AQP4 的表达可能有助于保持细胞外间质和 K^+ 平衡而利于控制癫痫的发作。但 AQP4 与癫痫的发生发展的具体机制需要进一步研究。

7. 水通道蛋白 -4 与抑郁症

研究显示利用重度抑郁症患者脑组织标本，发现灰质区星形胶质细胞足突上 AQP4 表达明显减少，提示 AQP4 表达改变与重度抑郁症的发生相关。随后进一步研究了 AQP4 在抑郁症中的作用，发现 AQP4 敲除小鼠较野生型抑郁行为明显加重，星形胶质细胞及海马神经再生数明显减少，并且明显下调兴奋性氨基酸转运体及胶质源性神经生长因子，提示 AQP4 可能通过调节星形胶质细胞功能及海马神经再生而参与抑郁症的发生。因此，AQP4 可能会成为治疗抑郁症的潜在靶点。

8. 水通道蛋白 -4 与脑肿瘤

大量研究表明，脑肿瘤细胞中 AQP4 异常增多，尤以胶质瘤的研究较多。多数研究提示，AQP4 可能促进肿瘤的生长，加速病情的发展，其机制可能为：①抗凋亡，促进瘤细胞生长。AQP4 敲除可诱导细胞凋亡，说明 AQP4 具有抗凋亡作用，这将促进肿瘤细胞的生长。②促进瘤细胞迁移和侵袭，有研究利用基因沉默技术及药物抑制剂下调 AQP4 的表达，可减轻胶质瘤细胞的迁移。③可能会促进血管生成及脑水肿的发生。但有少数研究提示，AQP4 可能限制胶质瘤的浸润，因此，需要进一步了解 AQP4 在脑肿瘤中的作用。迄今为止，大部分研究认为适度下调 AQP4 的表达可能更有利于控制脑肿瘤的发生发展。

9. 水通道蛋白磁共振分子成像

水通道蛋白磁共振分子成像是一种建立在 AQP 理论基础上的磁共振（magnetic resonance，MR）分子成像技术。传统观念认为，水在细胞膜上是自由扩散运动，即布朗运动（Brownian movement）。随着对 AQP 的不断研究，建立了水在细胞膜上主动转运的概念。水通道蛋白磁共振成像采用连续、多个不同高 b 值获得组织细胞中水分子的扩散运动，通过后处理获得细胞膜上 AQP 的定量信息。多项研究发现 b 值越高，MR 成像检测的对象越接近 AQP 内转运水分子的微观信息。但是这一成像技术目前应用较少，研究仅限于肝脏纤维化、脑缺血、离体细胞等，在脑创伤模型中尚未报道。

大量的研究表明，AQP4 的表达在机体生理和病理过程中发挥重要作用。研究显示表观弥散系数（apparent diffusion coefficient，ADC）值可以鉴别脑水肿的类型；AQP4 表达与传统 ADC 值呈负相关，因此可得出 AQP4 的表达与脑水肿类型有一定相关性。还有研究表明，AQP4 表达及 ADC 变化可以反映大鼠超急性期及急性期脑梗死脑水肿的变化，且 AQP4 表达与 ADC 值变化有一定相关性。也有研究显示脑创伤后脑干 ADC 值与 AQP4 表达在不同时间点具有相关性，并且联合 AQP4 表达及 ADC 值能够为脑创伤后脑水肿的类型及变化提供依据。水通道蛋白磁共振分子成像技术目前尚处于起始阶段，通过对离体细胞进行磁共振功能成像，研究结果表明高 b 值（$> 1700s/mm^2$）能够显示水通道蛋白的转运信息，实现水通道蛋白成像，获得 AQP 在细胞膜的表达及分布情况。有学者对大鼠肝脏纤维化模型进行水通道蛋白磁共振分子成像，结果显示与传统扩散加权成像（diffusion-weighted imaging，DWI）相比，水通道蛋白磁共振分子成像能更早期发现肝脏纤维化，并且水通道蛋白的表达与 ADC 值呈明显相关性。超高 b 值 ADC 值更有利于肿瘤分期，可能的原因有利用单指数模型计算 ADC 值不能准确反映水分子在体内的扩散，容易受到微血管灌注的影响，超高 b 值可以消除这种影响；其次，超高 b 值有更好的对比、组织扩散性增强、T_2 透过效应减弱。水通道蛋白磁共振分子成像能够在体显示 AQP4 的表达量及分布情况。以上研究为水通道蛋白磁共振分子成像临床应用奠定理论基础。

（二）水通道蛋白 -4 与胃肠道相关疾病的研究进展

随着分子生物学和基因工程的发展，关于 AQP4 在胃肠道的研究绝非局限于液体转运，一些与水吸收和分泌改变有关的疾病，如萎缩性胃炎、腹泻、便秘、炎性肠病、肿瘤等也取得了一定的进展。目前，针对 AQP4 靶向治疗也展现了较好的前景。AQP4 抑制剂对治疗难治性水肿、神经保护作用和青光眼疗效确切。上调 AQP4 表达对肥胖等代谢性疾病、肿瘤相关的血管源性脑水肿、唾液和泪腺功能障碍、伤口愈合的治疗也初见成效。此外，AQP4 抑制剂和 AQP4 靶向抗体偶联毒素为肿瘤的治疗开辟了新途径，AQP4 有望作为一个新的肿瘤诊断和治疗的生物标志物。

1. 水通道蛋白 -4 与慢性胃炎

慢性胃炎是指各种原因引起的胃黏膜的慢性炎症改变，是一种癌前病变，水代谢异常是主要的发病机制之一。杨鹏等分析了 80 例慢性胃炎与 AQP4 表达的相关性，结果显示慢性非萎缩性胃炎 AQP4 表达显著高于正常胃组织和慢性萎缩性胃炎，慢性萎缩性胃炎胃黏膜 AQP4 表达低于正常胃组织，推测慢性非萎缩性胃炎因上皮细胞变性，胃黏膜细胞内渗透压增加，诱导 AQP4 表达上调，促使细胞间隙水进入黏膜细胞，导致黏膜的充血、水肿。慢性萎缩性胃炎则由于胃黏膜炎细胞浸润，细胞间渗透压改变，AQP4 表达水平下调，转运水进入细胞内减少，导致胃黏膜腺体萎缩。有多位学者研究发现，下调 AQP4 蛋白表达，调节水代谢而发挥抗幽门螺杆菌作用。还有学者研究表明，AQP4 mRNA 的表达水平与急性胃十二指肠炎症的严重程度呈正相关，进而推测 AQP4 升高可能是体内水液失常的病理基础。

2. 水通道蛋白 -4 与腹泻、便秘

肠道水分泌和或水吸收失衡是腹泻与便秘发生的重要因素。研究显示，腹泻可能与结肠黏膜编码的 AQP4 mRNA 表达下调，水吸收减少有关。Cao 等构建小鼠腹泻模型研究表明结肠 AQP4 的表达下调，导致结肠水吸收减少，是轮状病毒腹泻的重要机制之一。赵琼等研究证实，上调 AQP4 及 Na^+-K^+-ATP 酶的表达，促进水分的吸收，从而发挥止泻的功效。

AQP4 在调节粪便水含量的过程中发挥了重要作用。通过反转录聚合酶链反应检测发现便秘模型小鼠结肠 AQP4 mRNA 表达上调，乳果糖可下调 AQP4 的表达，提示便秘的发生可能与肠道 AQP4 高表达导致肠腔水分过度吸收有关。有研究提示下调结肠 AQP4 的表达，增加肠道内水分并降低肠道平滑肌张力。

3. 水通道蛋白 -4 与胃肠肿瘤

AQP4 促进了星形胶质细胞迁移，在恶性神经胶质细胞瘤的形成过程中至关重

要。然而，AQP4 在胃肠肿瘤中研究较少。研究发现 AQP4 mRNA 和蛋白在胃癌组织中表达水平显著低于正常胃组织，且 AQP4 表达与 TNM 分期、组织学类型、肿瘤分级和远处转移没有明显差别。研究发现 AQP4 定位在正常胃黏膜的主细胞和壁细胞，而胃癌组织中 AQP4 表达下调，推测与胃癌中胃酸缺乏有关。有学者对 31 例结肠癌标本半定量检测发现，癌组织 AQP4 mRNA 水平是癌旁组织的（4.09±1.49）倍，淋巴结转移癌的 AQP4 mRNA 表达水平是癌旁组织的（5.02±0.93）倍；Western blotting 也证实结肠癌组织 AQP4 蛋白水平显著高于癌旁组织，提示 AQP4 在结肠癌的发生发展过程中有促进作用，且与肿瘤的转移有关。通过体外实验研究发现 AQP4 促进了人结肠腺癌细胞的迁移，推测 AQP4 可能是结肠癌侵袭、转移的重要因素之一。

4. 水通道蛋白 -4 与炎性肠病

炎性肠病（inflammatory bowel disease，IBD）是一种特殊的慢性肠道炎症性疾病，主要包括克罗恩病和溃疡性结肠炎。研究表明 IBD 早期 AQP4 表达下调，而且特定肠段呈差异表达，病变肠段上皮细胞失去极性分布，导致黏膜屏障功能损伤。研究显示在结肠炎模型中发现感染肠炎的小鼠肠道水、电解质的吸收和分泌紊乱与 AQP4 相关。AQP4 表达下调可能导致结肠水的转运从吸收状态转为分泌状态而引起严重腹泻，随后通过反馈机制上调 AQP4 表达避免严重腹泻、脱水等症状。还有研究发现小鼠过敏性腹泻时 AQP4 表达下调，近端结肠水吸收障碍，最终导致腹泻，有利于排出过敏物质，可能是一种保护机制。另外，可通过上调 AQP4 的表达来可改善溃疡性结肠炎症状，使水进入细胞内受阻，而细胞内水流出并未改变，从而调节水的吸收和分泌，维持肠上皮屏障的完整性。

5. 水通道蛋白 -4 与胃肠黏膜屏障

胃肠道是食物消化、吸收和转运的主要场所，同时也是人体最大的储菌库。在病理状态下，肠黏膜屏障损害，肠道细菌和毒素移位，诱发炎症介质"瀑布样"级联活化效应，导致大量相关介质和细胞因子释放，甚至引起全身炎症反应综合征。可以说，胃肠黏膜屏障损害是导致机体内环境紊乱和全身炎症反应综合征的扳机。有研究证实 AQP4 也参与了维持胃肠黏膜屏障的完整性。

（三）水通道蛋白 -4 在心肌水肿中的研究进展

AQP4 参与各种因素引起的心肌水肿。缺血再灌注损伤实验中发现，AQP4 基因敲除小鼠的心肌梗死面积与对照组相比明显变小，与幼龄小鼠相比较，在老年小鼠心脏中发现 AQP4 蛋白表达显著增加，影响老年小鼠水代谢。同时，在心肌梗死的小鼠模型中，发现不同缺血的时间点 AQP4 mRNA 表达水平也不同，其表达水平与缺血梗死形成的水肿面积密切相关。梗死 1 周后，AQP4 表达水平达到峰值，提示 AQP4 参与了心肌水肿的病理生理过程。此外，AQP4 表达水平还受血浆渗透压的影响，瞬时高渗透灌注，会促使 AQP4 mRNA 和蛋白表达下调；在急性心肌缺血大鼠模型中，同样发现心脏 AQP4 表达上调。有研究证实，心肌损伤时 AQP4 表达上调，引起后续一系列病理变化最终影响心脏功能。

（四）水通道蛋白 -4 在脊髓损伤中的研究进展

脊髓损伤常常多发于中青年，后果非常严重，导致截瘫等一系列后遗症。目前针对这方面的研究很多，但都没有太大突破。自 AQP4 被发现以来的 15 年左右时间里，它在中枢神经系统的重要性越发明显。AQP4 与脊髓损伤后水肿密切相关，激活或者抑制 AQP4 也许为这类疾病带来新的思路。抑制 AQP4 能够减少胶质瘢痕的形成，减轻脊髓损伤后细胞性水肿，从而加快神经元的修复，促进神经功能的恢复。

1. 水通道蛋白 -4 与脊髓损伤

脊髓损伤后原发性创伤破坏了血脑屏障，损伤区血管断裂，血小板活化因子、血清素及内源性阿片受体等物质释放，导致血管舒缩功能失调和通透性增加，微循环血流减慢或停滞，进而造成损伤区缺血、缺氧和血管源性组织水肿。水肿自脊髓损伤中心部分迅速向周围白质扩展，于损伤后 1d 达到高峰，加重组织的缺血缺氧。脊髓损伤后星形胶质细胞上 AQP4 的表达也发生变化，AQP4 参与了脊髓损伤后水肿形成和消退。在脊髓损伤中细胞内水肿和血管性水肿很难做出明确的区分。有学者证明了急性脊髓挫伤后损伤区早期有过多的水分积聚，这时的水肿被认为是血管性水肿的形成。而有研究认为 AQP4 使得过多的水分子进入损伤脊髓的星形胶质细胞，从而导致脊髓肿胀和压力增高，该实验证明了最初过多的水分子进入损伤区形成细胞内水肿依赖 AQP4 通路。在脊髓挤压伤模型研究中发现 2d 后野生型小鼠的后肢运动功能丧失比 AQP4 缺失的小鼠严重，同时通过脊髓传感诱导反应评估发现 2d 后 AQP4 缺失的小鼠感觉功能有更大的改善，这项研究发现在脊髓损伤后 AQP4 缺失小鼠的运动和感觉功能指数均较野生型小鼠改善明显，且只有很少的神经元死亡、髓鞘空泡形成和较轻的脊髓肿胀及脊髓实质内压力。48h 后损伤部位灰质与白质 AQP4 的免疫反应性增加。少数学者认为脊髓损伤时血管性水肿是过多的水分通过受损的血脊髓屏障进入细胞外间隙，这是一条不依赖 AQP4 的通路，但是血管性水肿的消除却需要 AQP4 蛋白的参与。

2. 水通道蛋白 -4 与药物

目前针对 AQP4 抑制剂和激动剂的研究较多，已经发现有许多因素可以调节 AQP4 表达，佛波酯、睾酮、雌二醇、孕激素、促红细胞生成素、糖皮质激素、缓激肽、褪黑素、巴曲酶等均可影响 AQP4 的表达。

（鲁 宏 陈海霞）

参 考 文 献

[1] 董静，褚鹤龄，高子丹，等 . 水通道蛋白 4 与脑血管病 [J]. 国际脑血管病杂志，2016, 24(11): 1050–1054.

[2] Wang WW, Xie CL, Zhou LL, et al. The function of aquaporin4 in ischemic brain edema[J]. Clin Neurol Neurosurg, 2014, 127: 5–9.

[3] He ZP, Lu H. Aquaporin-4gene silencing protects injured neurons after early cerebral infarction[J]. Neural Regen Res, 2015, 10(7): 1082–1087.

[4] Yao X, Derugin N, Manley GT, et al. Reduced brain edema and infarct volume in aquaporin-4deficient mice after transient focal cerebral ischemia[J]. Neurosci Lett, 2015, 584: 368–372.

[5] Katada R, Akdemir G, Asavapanumas N, et al. Greatly improved survival and neuroprotection in aquaporin-4-knockout mice following global cerebral ischemia[J]. FASEB J, 2014, 28(2): 705–714.

[6] Hirt L, Fukuda AM, Ambadipudi K, et al. Improved long-term outcome after transient cerebral ischemia in aquaporin-4 knockout mice[J]. J Cereb Blood Flow Metab, 2017, 37(1): 277–290.

[7] Fang J, Li H, Li G, et al. Effect of hyperbaric oxygen preconditioning on peri-hemorrhagic focal edema and aquaporin-4 expression[J]. Exp Ther Med, 2015, 10(2): 699–704.

[8] Wang BF, Cui ZW, Zhong ZH, et al. Curcumin attenuates brain edema in mice with intracerebral hemorrhage through inhibition of AQP4 and AQP9 expression[J]. Acta Pharmacol Sin, 2015, 36(8): 939–948.

[9] Yang Y, Zhang Y, Wang Z, et al. Attenuation of acute phase injury in rat intracranial hemorrhage by cerebrolysin that inhibits brain edema and inflammatory response[J]. Neurochem Res, 2016, 41(4): 748–757.

[10] Xu J, Qiu GP, Huang J, et al. Internalization of aquaporin-4 after collagenase-induced intracerebral hemorrhage[J]. Anat Rec (Hoboken), 2015, 298(3): 554–561.

[11] Qiu GP, Xu J, Zhuo F, et al. Loss of AQP4 polarized localization with loss of β-dystroglycan immunoreactivity may induce brain edema following intracerebral hemorrhage[J]. Neurosci Lett, 2015, 588: 42–48.

[12] Chu H, Xiang J, Wu P, et al. The role of aquaporin 4 in apoptosis after intracerebral hemorrhage[J]. J Neuroinflammation, 2014, 11: 184.

[13] Chu H, Tang Y, Dong Q. Protection of granulocyte-colony stimulating factor to hemorrhagic brain injuries and its involved mechanisms: effects of vascular endothelial growth factor and aquaporin-4[J]. Neuroscience, 2014, 260: 59–72.

[14] 陈志志，张淑坤，吴世政 . 水通道蛋白 4 与神经系统疾病 [J]. 中国神经精神疾病杂志，2014, 40(10): 633–637.

[15] Leinonen V, Vanninen R, Rauramaa T. Raised intracranial pressure and brain edema[J].Handb Clin Neurol, 2017, 145: 25–37.

[16] Jha RM, Kochanek PM, Simard JM. Pathophysiology and treatment of cerebral edema in traumatic brain injury[J].Neuropharmacology, 2019, 145(Pt B): 230–246.

[17] Hubbard JA, Binder DK. Astrocytes and epilepsy [M].Netherlands: Elsevier, 2016: 171–195.

[18] Akdemir G, Ratelade J, Asavapanumas N, et al. Neuroprotective effect of aquaporin-4deficiency in a mouse model of severe global cerebral ischemia produced by transient 4-vessel occlusion[J].Neurosci Lett, 2014, 574: 70–75.

[19] Tang Y, Wu P, Su J, et al.Effects of aquaporin-4 on edema formation following intracerebral hemorrhage[J].Exp Neurol, 2010, 223(2): 485–495.

[20] Ikeshima-Kataoka H.Neuroimmunological implications of AQP4 in astrocytes[J].Int J Mol Sci, 2016, 17(8): E1306.

[21] Stokum JA, Kwon MS, Woo SK, et al. SUR1-TRPM4 and AQP4 form a heteromultimeric complex that amplifies ion/water osmotic coupling and drives astrocyte swelling[J].Glia,

2018, 66(1): 108-125.

[22] Majed M, Fryer JP, McKeon A, et al. Clinical utility of testing AQP4-IgG in CSF Guidance for physicians[J].Neurol Neuroimmunol Neuroinflamm, 2016, 3(3): e231.

[23] 韩冰，朱辉，刘晶瑶 .AQP4 与 NMO-IgG 在视神经脊髓炎谱系疾病发病机制中的作用 [J]. 中风与神经疾病杂志，2017, 34(11): 1045-1046.

[24] Katoozi S, Skauli N, Rahmani S, et al.Targeted deletion of Aqp4 promotes the formation of astrocytic gap junctions[J].Brain structure & function, 2017, 222(9): 3959-3972.

[25] Hinson SR, Lennon VA, Pittock SJ.Autoimmune AQP4 channelopathies and neuromyelitis optica spectrum disorders[J].Handb Clin Neurol, 2016, 133: 377-403.

[26] Hinson SR, Mckeon A, Lennon VA.Neurological autoimmunity targeting aquaporin-4[J]. Neuroscience, 2010, 168(4): 1009-1018.

[27] Hubbard JA, Szu JI, Binder DK.The role of aquaporin-4 in synaptic plasticity, memory and disease[J].Brain Res Bull, 2018, 136: 118-129.

[28] Zeppenfeld DM, Simon M, Haswell JD, et al.Association of perivascular localization of aquaporin-4 with cognition and Alzheimer disease in aging brains[J].JAMA Neurol, 2017, 74(1): 91-99.

[29] Burfeind KG, Murchison CF, Westaway SK, et al.The effects of noncoding aquaporin-4single-nucleotide olymorphisms on cognition and functional progression of Alzheimer's disease[J]. Alzheimers Dement(N Y), 2017, 3(3): 348-359.

[30] Zhang J, Yang B, Sun H, et al.Aquaporin-4deficiency diminishes the differential degeneration of midbrain dopaminergic neurons in experimental Parkinson's disease[J].Neuroscience Letters, 2015, 614: 7-15.

[31] Sun H, Liang R, Yang B, et al.Aquaporin-4 mediates communication between astrocyte and microglia: implications of neuroinflammation in experimental Parkinson's disease[J].Neuroscience, 2016, 317: 65-75.

[32] Salman MM, Sheilabi MA, Bhattacharyya D, et al.Transcriptome analysis suggests a role for the differential expression of cerebral aquaporins and the MAPK signalling pathway in human temporal lobe epilepsy[J].Eur J Neurosci, 2017, 46(5): 2121-2132.

[33] Duan L, Di Q.Acetazolamide suppresses multi-drug resistance-related protein 1 and P-glycoprotein expression by inhibiting aquaporins expression in a mesial temporal epilepsy rat model[J].Med Sci Monit, 2017, 23: 5818-5825.

[34] Greenwood-Van Meerveld B, Johnson AC, Grundy D.Gastrointestinal physiology and function[J]. Handb Exp Pharmacol, 2017, 239: 1-16.

[35] Bottino C, V zquez M, Devesa V, et al.Impaired aquaporins expression in the gastrointestinal tract of rat after mercury exposure[J].J Appl Toxicol, 2016, 36 (1): 113-120.

[36] Nagaraju GP, Basha R, Rajitha B, et al. Aquaporins: Their role in gastrointestinal malignancies[J].Cancer Lett, 2016, 373 (1): 12-18.

[37] Rahmani A, Moradkhani A, Hafezi Ahmadi MR, et al.Association between serum levels of high sensitive C-reactive protein and inflammation activity in chronic gastritis patients[J].Scand J Gastroenterol, 2016, 51 (5): 531-537.

[38] 杨鹏，徐华，张华，等 . 慢性胃炎不同病理类型与水通道蛋白 3、水通道蛋白 4 表达的相关性 [J]. 实用医学杂志，2015, 31 (15): 2471-2474.

[39] Cao M, Yang M, Ou Z, et al.Involvement of aquaporins in a mouse model of rotavirus diarrhea[J].Virol Sin, 2014, 29 (4): 211-217.

[40] Huang H, Liao D, Liang L, et al.Genistein inhibits rotavirus replication and upregulates AQP4 expression in rotavirusinfected Caco-2cells[J].Arch Virol, 2015, 160 (6): 1421-1433.

[41] 赵琼，黄勤挽，代渊，等 . 加味人参乌梅汤对腹泻大鼠 AQP4 及其相关调控因子的影响 [J]. 中国实验方剂学杂志，2015, 21 (7): 99-102.

[42] Kon R, Ikarashi N, Hayakawa A, et al.Morphine-induced constipation develops with increased aquaporin-3expression in the colon via increased serotonin secretion[J].Toxicol Sci, 2015, 145 (2): 337-347.

[43] 王晓玲，李亚妮，江梅，等 .AQP4、AQP9 在便秘小鼠结肠黏膜中的表达 [J]. 胃肠病学和肝病学杂志，2015, 24 (4): 421-423.

[44] Wang YH, Liu TT, Kung WM, et al.Expression of aquaporins in intestine after heat stroke[J].Int J Clin Exp Pathol, 2015, 8 (8): 8742-8753.

[45] Su Z, Zhi X, Zhang Q, et al.LncRNA H19functions as a competing endogenous RNA to regulate AQP3expression by sponging miR-874in the intestinal barrier[J].FEBS Lett, 2016, 590 (9): 1354-1364.

[46] 林艳红，孙夕林，程雁，等 . 水通道蛋白分子成像研究 [J]. 放射学实践，2015, 30(6): 622-625.

[47] 段升强，段虎斌 . 水通道蛋白 -4 与脑水肿的相关性研究进展 [J]. 中西医结合心脑血管病杂志，2019, 17(15): 2297-2300.

[48] 齐娜，曹磊 . 水通道蛋白 4 在中枢神经系统疾病中的研究进展 [J]. 临床荟萃，2019, 34(6): 567-571.

[49] 彭晓澜，翁烨，黄立东，等 . 水通道蛋白磁共

振分子成像在缺血性脑卒中的可视化研究 [J]. 磁共振成像，2019, 10(10): 762–767.

[50] 崔小鹏，赵贵芳，齐玲 . 水通道蛋白在脑水肿发生中的作用 [J]. 吉林医药学院学报，2018, 39(2): 123–126.

[51] 李敏，陈少军，陈学群，等 . 脑水肿的 AQP4 调节机制研究进展 [J]. 浙江大学学报 (医学版), 2013, 42(1): 114–122.

[52] He, Liu Y, Geng H, et al.The regulation effect of ulinastatin on the expression of SSAT2 and AQP4 in myocardial tissue of rats after cardiopulmonary resuscitation[J].Int J clin Exp Pathol, 2015, 8(9): 10792–10799.

[53] Cheng Y, Chao J, Dai D, et al. AQP4–knockout aggravation of isoprenaline–induced myocardial injury is mediated by p66Shc and endoplasmic reticulum stress[J].Clin Exp Pharmacol Physiol, 2017, 44(11): 1106–1115.

[54] Ayasoufi K, Kohei N, Nicosia M, et al. Aquaporin 4blockade improves survival of murine heart allografts subjected to prolonged cold ischemia[J]. Am J Transplant, 2018, 18(5): 1238–1246.

[55] 江金文，刘会云，李美华 .AQP4 与创伤性脑水肿的研究进展 [J]. 国际神经病学神经外科学杂志，2017, 44(2): 213–217.

[56] 郭孝龙 . AQP4 和 AQP1 的动态表达在小鼠蛛网膜下腔出血后脑水肿及脑积水中的作用及机制研究 [D]. 郑州：郑州大学，2016.

[57] 王笑竹，李浩，芮钱云，等 . 水通道蛋白家族在神经系统中的研究进展 [J]. 中风与神经疾病杂志，2020, 37(5): 462–466.

[58] 石云科，拜承萍 .AQP4 与神经系统疾病关系的研究进展 [J]. 临床医药文献电子杂志，2019, 6(61): 179.

[59] 汪刘华，沈历宗 .AQP4 在胃肠道的功能及与相关疾病关系的研究进展 [J]. 河北医科大学学报，2018, 39(2): 244–248.

[60] Zeppenfeld DM, Simon M, Haswell JD, et al.Association of perivascular localization of aquaporin–4 with cognition and Alzheimer disease in aging brains[J].JAMA Neurol, 2017, 74(1): 91–99.

[61] Burfeind KG, Murchison CF, Westaway SK, et al.The effects of noncoding aquaporin–4single–nucleotide olymorphisms on cognition and functional progression of Alzheimer's disease[J]. Alzheimers Dement(N Y), 2017, 3(3): 348–359.

[62] 陈丽，余涵，周玉波，等 . 乙酰唑胺对戊四氮致慢性癫痫大鼠海马水通道蛋白 4 表达的影响 [J]. 华中科技大学学报，2015, 44(5): 510–514.

[63] Tham DKL, Moukhles H.Towards a better understanding of AQP4's role in astrocytic process extension: An Editorial for Involvement of aquaporin–4 in laminin–enhanced process formation of mouse astrocytes in 2D culture: Roles of dystroglycan and a–syntrophin in aquaporin–4 expression' on page 495[J].J Neurochem, 2018, 147(4): 436–438.

[64] Verkman AS, Smith AJ, Phuan PW, et al.The aquaporin–4 water channel as a potential drug target in neurological disorders[J].Expert Opin Ther Targets, 2017, 21(12): 1161–1170.

[65] Yong YX, Li YM, Lian J, et al.Inhibitory role of lentivirus–mediated aquaporin–4gene silencing in the formation of glial scar in a rat model of traumatic brain injury[J].J Cell Biochem, 2019, 120(1): 368–379.

[66] Li Y, Liu SL, Qi SH .ALDH2 protects against ischemic stroke in rats by facilitating 4–HNE clearance and AQP4down–regulation[J]. Neurochem Res, 2018, 43(7): 1339–1347.

[67] Stokum JA, Kurland DB, Gerzanich V, et al. Mechanisms of astrocyte–mediated cerebral edema[J]. Neurochem Res, 2015, 40(2): 317–328.

[68] Nagelhus EA, Ottersen OP. Physiological roles of aquaporin–4 in brain[J]. Physiol Rev, 2013, 93(4): 1543–1562.

[69] 鲁宏，胡惠，何占平 . 氯化钴诱发缺氧对体外星形胶质细胞水通道蛋白 4 表达的影响 [J]. 中华神经科杂志，2011, 44(2): 117–121.

[70] Jianqiang Chen, Qingjie Xia, Hong Lu. Changes in AQP4 expression and the pathology of injured cultured astrocytes after AQP4 mRNA silencing[J]. Neuropsychiatry (London) 2017, 7(5): 640–646.

[71] 胡惠，鲁宏，何占平 . 水通道蛋白 –4 mRNA 沉默可抑制离体缺氧星形胶质细胞水通道蛋白 –4 的表达 [J]. 解剖学杂志，2011, 34(1): 73–77.

[72] 任欢欢，熊翔，鲁宏 . 大鼠脑创伤半暗带水肿与水通道蛋白 –4 表达的相关性 [J]. 中华创伤杂志，2016, 32(4): 363–369.

[73] Marmarou A. Pathophysiology of traumatic brain edema: current concepts[J]. Acta Neurochir Suppl. 2003, 86: 7–10.

[74] Unterberg AW, Stover J, Kress B, et al. Edema and brain trauma[J]. Neuroscience, 2004, 129(4): 1021–1029.

[75] Marmarou A. A review of progress in understanding the pathophysiology and treatment of brain edema[J]. Neurosurg Focus, 2007，22(5): E1.

[76] Lu H, Lei XY, Hu H, et al. Relationship between AQP4 expression and structural damage to the blood–brain barrier at early stages of traumatic brain injury in rats[J]. Chin Med J, 2013, 126 (22): 4316–4321.

[77] Marmarou CR, Liang X, Abidi NH, et al. Selective vasopressin–1a receptor antagonist prevents brain edema, reduces astrocytic cell swelling and GFAP, V1aR and AQP4 expression

after focal traumatic brain injury[J]. Brain Res, 2014, 1581: 89–102.

[78] Sabre L, Tomberg T, Kõrv J, et al. Brain activation in the acute phase of traumatic spinal cord injury. Spinal Cord，2013，51(8): 623–629.

[79] Bunn HF, Poyton RO. Oxygen sensing and molecular adaptation to hypoxia[J]. Physiol Rev，1996，76(3): 839–885.

[80] 赵彤, 于顺, 徐艳玲, 等. 氯化钴预处理减轻缺氧复氧后大鼠海马神经元的凋亡 [J]. 解剖学报, 2003, 34(5): 462–466.

[81] 王艳竹, 刘群, 孟繁峥, 等. 体外缺氧/复氧对星形胶质细胞 AQP4 表达的影响及葛根素干预的实验研究 [J]. 中国现代医药杂志, 2009, 11(7): 5–8.

[82] 穆珊珊. 氯化钴预处理对脑梗死大鼠 SDF-1α/CXCR4 表达水平的影响 [D]. 唐山：华北理工大学, 2016: 1–64.

[83] 鲁宏, 熊仁平, 胡惠, 等. 水通道蛋白 -4 在脑缺血半暗带组织中的表达 [J]. 中华放射学杂志, 2005, 39(6): 604–607.

[84] Manley GT, Fujimura M, Ma T, et al. Aquaporin –4 deletion in mice reduces brain edema after acute water intoxication and ischemic stroke[J]. Nat Med, 2000, 6(2): 159–163.

[85] Chen R, Xu J, She Y, et al. Necrostatin–1 protects C2C1$_2$ myotubes from CoCl$_2$–induced hypoxia[J]. Int J Mol Med, 2018，41(5): 2565–2572.

[86] Muñoz–Sánchez J, Chánez–Cárdenas ME. The use of cobalt chloride as a chemical hypoxia model[J]. J Appl Toxicol, 2019，39(4): 556–570.

[87] Rana NK, Singh P, Koch B. CoCl$_2$ simulated hypoxia induce cell proliferation and alter the expression pattern of hypoxia associated genes involved in angiogenesis and apoptosis[J]. Biol Res，2019，52(1): 12.

[88] 安宇, 张剑钊, 李学军. 水通道蛋白的表达及其调节 [J]. 国际药学研究杂志, 2008, 35(5): 355–359.

[89] Agre P, Sasaki S, Chrispeels MJ. Aquaporins: a family of water channel proteins[J]. Am J Physiol, 1993，265(3 Pt 2): F461.

[90] Agre P, P reston GM, Smith BL, et al. Aquaporin CHIP: The archetypal molecular water channel[J]. Am J Physciol, 1993, 256: F463–476.

[91] Assentoft M, Larsen BR. Regulation and Function of AQP4 in the Central Nervous System[J]. Neurochemical Research, 2015, 40(12): 2615–2627.

[92] 沙明慧, 吴素玲. 水通道蛋白 5 在干燥综合征中的作用综述 [J]. 药学与临床研究, 2019, 27(2): 113–116.

[93] Lan YL, Wang X, Lou JC, et al. The potential roles of aquaporin 4 in malignant gliomas[J]. Oncotarget, 2017, 8(19): 32345–32355.

[94] Lan YL, Zhao J, Ma T. The Potential Roles of Aquaporin 4 in Alzheimer's Disease[J]. Molecular neurobiology, 2016, 53(8): 5300–5309.

[95] Zheng Y, Wang L, Chen M, et al. Upregulation of miR-130b protects against cerebral ischemic injury by targeting water channel protein aquaporin 4 (AQP4)[J]. Am J Transl Res, 2017, 9(7): 3452–3461.

[96] Chen LH, Zhang HT, Xu RX, et al. Interaction of aquaporin 4 and N-methyl-D-aspartate NMDA receptor 1 in traumatic brain injury of rats[J]. Iran J Basic Med Sci, 2018, 21(11): 1148–1154.

[97] Dardiotis E, Paterakis K, Tsivgoulis G, et al. AQP4 tag single nucleotide polymorphisms in patients with traumatic brain injury[J]. J Neurotrauma, 2014, 31(23): 1920–1926.

[98] Watanabe–Matsumoto S, Moriwaki Y, Okuda T, et al. Dissociation of blood–brain barrier disruption and disease manifestation in an aquaporin-4-deficient mouse model of amyotrophic lateral sclerosis[J]. Neurosci Res, 2018, 133(6): 48–57.

[99] Filippidis AS, Carozza RB, Rekate HL. Aquaporins in Brain Edema and Neuropathological Conditions[J]. Int J Mol Sci, 2016, 18(1): 55–60.

[100] Clément T, Rodriguez–Grande B. Aquaporins in brain edema[J]. J Neurosci Res, 2020, 98(1): 9–18.

[101] Suzuki K, Yamada K, Nakada K, et al. MRI characteristics of the glia limitans externa: A 7T study[J]. Magnetic Resonance Imaging, 2017, 44(3): 140–145.

[102] Mubariz F, Bryant JL, Nimmagadda VKC, et al. AQP4 and HIVAN[J]. Exp Mol Pathol, 2018, 105(1): 71–75.

[103] Akdemir G, Ratelade J, Asavapanumas N, et al. Neuroprotective effect of aquaporin-4 deficiency in a mouse model of severe global cerebral ischemia produced by transient 4-vessel occlusion[J]. Neurosci Lett, 2014, 574: 70–75.

[104] Ikeshima–Kataoka H. Neuroimmunological implications of AQP4 in astrocytes[J]. Int J Mol Sci, 2016, 17(8): E1306.

[105] Majed M, Fryer JP, McKeon A, et al. Clinical utility of testing AQP4-IgG in CSF Guidance for physicians[J]. Neurol Neuroimmunol Neuroinflamm, 2016, 3(3): e231.

[106] Zhu Z, Jiao L, Li T, et al. Expression of AQP3 and AQP5 as a prognostic marker in triple-negative breast cancer[J]. Oncol Lett, 2018, 16(2): 2661–2667.

[107] Zhu C, Chen Z, Jiang Z. Expression, distribution

and role of aquaporin water channels in human and animal stomach and intestines[J]. Int J Mol Sci, 2016, 17(9): 1399.

[108] Kengkoom K, Ampawong S. In vitro protective effect of phikud navakot extraction on erythrocyte[J]. Evid Based Complement Alternat Med, 2016, 2016: 1961327.

[109] Oikonomou E, Kostopoulou E, Rojas–Gil AP, et al. Adipocyte aquaporin 7 (AQP7) expression in lean children and children with obesity. Possible involvement in molecular mechanisms of childhood obesity[J]. J Pediatr Endocrinol & Metabolism, 2018, 31(10): 1081–1089.

[110] Vizzaccaro E, Terracciano C, Rastelli E, et al. Aquaporin 4 expression in human skeletal muscle fiber types[J]. Muscle Nerve, 2018, 57(5): 856–858.

[111] Yang WY, Tan ZF, Dong DW, et al. Association of aquaporin1 with tumor migration, invasion and vasculogenic mimicry in glioblastoma multiforme[J]. Mol Med Rep, 2018, 17(2): 3206–3211.

[112] Wu Q, Yang ZF, Wang KJ, et al. AQP8 inhibits colorectal cancer growth and metastasis by down–regulating PI3K/AKT signaling and PCDH7 expression[J]. Am J Cancer Res, 2018, 8(2): 266–279.

[113] Chen S, Shan T, Wang L, et al. Role of aquaporin–5 in regulating colorectal cancer cell growth in vitro[J]. J Southern Med Univ, 2017, 37(10): 1330–1336.

[114] 刘健锋，丁艳平，王建林，等. 脑水通道蛋白的分布、功能及调控机制 [J]. 中国组织工程研究，2014, 18(2): 314–321.

[115] 熊翱，金戈，许建中. 创伤性脑损伤对大鼠海马神经元骨架蛋白及学习记忆功能的影响 [J]. 中国生物化学与分子生物学报，2019, 35(11): 1242–1251.

[116] Lan YL, Zhao J, Ma T. The Potential Roles of Aquaporin 4 in Alzheimer's Disease[J]. Molecular neurobiology, 2016, 53(8): 5300–5309.

[117] Rosito S, Nicchia GP, Palazzo C, et al. Supramolecular aggregation of aquaporin–4 is different in muscle and brain: correlation with tissue susceptibility in neuromyelitis optica[J]. Journal of cellular and molecular medicine, 2018, 22(2): 1236–1246.

[118] Ishido M. The expression of aquaporin–4 is regulated based on innervation in skeletal muscles[J]. J Muscle Res Cell Motil, 2018, 39(1–2): 17–23.

[119] Guan Y, Chen J, Zhan Y. Effects of dexamethasone on C6 cell proliferation, migration and invasion through the upregulation of AQP1[J].Oncology

letters, 2018, 15(5): 7595–7602.

[120] 刘诺，王真真，陈乃宏. 水通道蛋白 4 参与抑郁症发病机制研究进展 [J]. 中国药理学与毒理学杂志，2019, 33(10): 864.

[121] 于程. 水通道蛋白 –4 及其对脑水肿作用的研究进展 [J]. 国际儿科学杂志，2019，46(3): 190–193.

[122] VerkmanAS. Aquaporins at a glance[J]. J Cell Sci, 2011, 124(Pt 13): 2107–2112.

[123] PrevichLE, MaL, WrightJC, et al. Progress in AQP research and new developments in therapeutic approaches to ischemic and hemorrhagic stroke[J]. Int J Mol Sci, 2016, 17(7): E1146.

[124] Papadopoulos MC, Verkman AS. Aquaporin water channels in the nervous system[J]. Nat Rev Neurosci, 2013, 14(4): 265–277.

[125] Papadopoulos MC, Verkman AS. Aquaporin 4 and neuromyelitis optica[J]. Lancet Neurol, 2012, 11(6): 535–544.

[126] Chu H, Huang C, Ding H, et al. Aquaporin–4 and cerebrovascular diseases[J]. Int J Mol Sci, 2016, 17(8): E1249.

[127] Verkman AS, Anderson MO, Papadopoulos MC. Aquaporins: important but elusive drug targets[J]. Nat Rev Drug Discov, 2014, 13(4): 259–277.

[128] Thrane AS, Rangroo Thrane V, Nedergaard M. Drowning stars: reassessing the role of astrocytes in brain edema[J]. Trends Neurosci, 2014, 37(11): 620–628.

[129] Szu JI, Binder DK. The role of astrocytic aquaporin–4 in synaptic plasticity and learning and memory[J]. Front Integr Neurosci, 2016, 10: 8.

[130] Juenemann M, Braun T, Doenges S, et al. Aquaporin–4 autoantibodies increase vasogenic edema formation and infarct size in a rat stroke model[J]. BMC Immunol, 2015, 16: 30.

[131] Xu Z, Xiao N, Chen Y, et al. Deletion of aquaporin–4 in APP/PS1 mice exacerbates brain Aβ accumulation and memory deficits[J]. Mol Neurodegener, 2015, 10: 58.

[132] Kong H, Sha LL, Fan Y, et al. Requirement of AQP4 for Antidepressive Efficiency of Fluoxetine: Implication in Adult Hippocampal Neurogenesis[J]. Neuropsychopharmacology, 2009, 34(5): 1263–1276.

[133] 张英翠，储照虎. 脑出血后血肿周围水肿的形成机制 [J]. 国际老年医学杂志，2015, 36(2): 81–85.

[134] Hong Lu, Yuefu Zhan, Ai Li, et al. AQP4–siRNA alleviates traumatic brain edema by altering post–traumatic AQP4 polarity reversal in TBI rats[J]. Journal of Clinical Neuroscience, 2020, 81(11):

113–119.

[135] Wambo TO, Rodriguez RA, Chen LY. Computing osmotic permeabilities of aquaporins AQP4, AQP5, and GlpF from near–equilibrium simulations[J]. Biochim Biophys Acta Biomembr, 2017, 1859(8): 1310–1316.

[136] 尹剑, 金许洪, 吕庆平, 等 . 高渗盐水对大鼠脑损伤后脑水肿区水通道蛋白 4 及 caspase-3 表达的影响 [J]. 中华创伤杂志, 2018, 34(10): 953–958.

[137] Mou K, Chen M, Mao Q, et al. AQP-4 in peritumoral edematous tissue is correlated with the degree of glioma and with expression of VEGF and HIF–alpha[J]. J Neurooncol, 2010, 100(3): 375–383.

[138] Park EJ, Park J, Song HS, et al. Nanovesicle– based platform for the electrophysiological monitoring of aquaporin–4 and the real– time detection of its antibody[J]. Biosens Bioelectron. 2014, 61: 140–146.

[139] Tait MJ, Saadoun S, Bell BA, et al. Increased brain edema in AQP4–null mice in an experimental model of subarachnoid hemorrhage[J]. Neuroscience, 2010, 167(1): 60–67.

[140] Benfenati V, Caprini M, Dovizio M, et al. An aquaporin–4/transient receptor potential vanilloid 4 (AQP4/TRPV4) complex is essential for cell–volume control in astrocytes[J]. Proc Natl Acad, 2011, 108(6): 2563–2568.

[141] Verkman AS. Aquaporins[J]. Current biology, 2013, 23(2): R52–R55.

[142] Yang B, Zador Z, Verkman AS. Glial cell aquaporin–4 overexpression in transgenic mice accelerates cytotoxic brain swelling[J]. J Biol Chem, 2008, 283(22): 15280–15286.

[143] Zeng HK, Wang QS, Deng YY, et al. Hypertonic saline ameliorates cerebral edema through down regulation of aquaporin–4 expression in the astrocytes[J].Neuroscience, 2010, 166(3): 878–885.

[144] CC, X Y, Z L, et al. Hypertonic saline reduces lipopolysaccharide induced mouse brain edema through inhibiting aquaporin 4 expression[J]. Critical care, 2012, 16(5): R186.

[145] 陈谊 . 3% 氯化钠促进 U251 细胞膜 AQP4 蛋白内化的研究 [D]. 长沙 : 中南大学, 2012.

[146] Marks JA, Li S, Gong W, et al. Similar effects of hypertonic saline and mannitol on the inflammation of the blood–brain barrier microcirculation after brain injury in a mouse model[J]. J Trauma Acute Care Surg, 2012, 73(2): 351–357.

[147] Junger WG, Rhind SG Rizoli SB, et al. Prehospital hypertonic saline resuscitation attenuates the activation and promotes apoptosis of neutrophils in patients with severe traumatic brain injury[J]. Shock, 2013, 40(5): 366–374.

[148] 朱高峰, 邓医宇, 江稳强, 等 . 高渗盐水抑制肿瘤坏死因子 -α 表达与减轻脑水肿的相关性 [J]. 实用医学杂志, 2012, 28(10): 1618–1621.

[149] Scalfani MT, Dhar R, Zazulia AR, et al. Effect of osmotic agents on regional cerebral blood flow in traumatic brain injury[J]. J Crit Care, 2012, 27(5): 526 –512.

[150] Yukutake Y, Yasui M. Regulation of water permeability through Aquaporin–4[J]. Neurosciense, 2010, 168(4): 885–891.

[151] Kleindienst A, Dunbar JG, Glisson R, et al. The role of vasopressin V1A receptors in cytotoxic brain edema formation following brain injury[J]. Acta Neurochir (Wien), 2013, 155(1): 151–164.

[152] 李燕华 .AQP4 在星形胶质细胞水的转运中的作用 [D]. 重庆 : 重庆医科大学, 2004: 1–120.

[153] 李燕华, 孙善全 . 低渗对体外培养星形胶质细胞 AQP4 的影响 [J]. 四川解剖学杂志, 2003, 11(3): 44–45.

第 2 章　脑水肿的病理基础

一、水肿产生的病理机制

（一）脑水肿的概述

脑水肿是指各种因素引起脑内水分增加，聚集在脑细胞内及细胞外间隙而导致脑体积增大的病理现象，它不仅是导致脑细胞（神经元、胶质细胞）功能障碍的重要原因，也是造成颅内高压、形成脑疝的关键因素。脑水肿起病急、发病快，是许多脑病患者致残甚至急性死亡的重要原因。脑水肿可继发于颅脑外伤、脑出血、脑梗死、颅内肿瘤、颅内感染、脑代谢障碍及中毒等多种疾病。大脑中水的分布非常广泛，包括脑脊液、血液、细胞内液、组织液等，由于渗透压和细胞内外电解质的不同，细胞、脑室和细胞间隙的液体交换对保持脑组织正常功能有重要作用。有学者将由脉管系统、神经元、星形胶质细胞组成的神经血管网络命名为"脑类淋巴系统"，它们通过多种通路调控神经胶质和血管之间的水分子运动，对调控水分子的正常分布至关重要。

根据发生机制的不同，将脑水肿分为细胞毒性脑细胞内脑水肿（cytotoxic brain edema）、血管源性脑细胞外水肿（vasogenic brain edema）、间质性脑细胞外水肿（hydrocephalic brain edema）和渗压性脑细胞内水肿 4 种类型。认为细胞毒性脑细胞内脑水肿主要是毒性因子直接作用于神经细胞引起细胞内肿胀，而血脑屏障结构保持相对正常，常继发于脑缺血、缺氧、外伤后早期以及中毒和代谢紊乱。血管源性脑细胞外水肿产生于血脑屏障受破坏，毛细血管通透性增加，血浆蛋白渗至脑细胞外间隙，引起的局部脑水肿主要发生在白质，并沿神经纤维方向扩展，常发生在脑外伤早期。间质性脑细胞外水肿是由于脑脊液吸收障碍时，脑室内压升高引起脑室扩大，脑室壁室管膜破裂，脑脊液溢出至脑室周围白质内所形成的脑细胞外水肿。这种间质性脑细胞外水肿又称脑积水性脑水肿（hydrocephalic brain edema）。常见于严重脑外伤后 3～6 周，水肿位于脑室旁白质的脑细胞外，血脑屏障无改变。渗压性脑细胞内水肿又称为渗透压性脑水肿（osmotic brain edema），是指因垂体前后叶功能受损和（或）下丘脑损害，致促肾上腺皮质激素（adrenocorticotrophic hormone，ACTH）和抗利尿激素（antidiuretichormone，ADH）分泌失衡，使血浆渗透压降低，所致脑细胞内水肿。水肿液成分为血浆超滤液，发生在脑灰、白质的神经细胞内，血脑屏障正常。在脑水肿的过程中，各种类型可同时存在，并相互演变。

（二）脑水肿的病理机制

1. 能量代谢学说

脑内神经细胞是构成神经系统的结构和功能单位，包括胞体和突起两部分。脑细胞中的细微结构维持正常的代谢与功能。脑细胞代谢中以葡萄糖代谢为主要方式，正常情况下以有氧代谢方式进行。脑缺氧时，以无氧代谢方式进行，分解为乳酸、丙酮酸等，释放较少能量，由于 ATP 减少，仅为正常有氧代谢的 5%，致使细胞本身及细胞膜的功能受损，钠泵（钠钾 ATP 酶）、钙泵等离子泵运转失常，不能将细胞内多余的钠离子排出，氯离子由胞外进入胞内结合为氯化钠，使细胞内渗透压增高。水分子由细胞外进入细胞内，以维持细胞内外渗透压平衡，形成细胞内水肿。而细胞内酸性物质的产生又使细胞膜通透性增加，进而加重细胞水肿。

2. 血脑屏障学说

血脑屏障为脑的毛细血管腔与脑实质之间的屏障，由脑毛细血管内皮细胞、基底膜及星形细胞足突构成。血 – 脑脊液屏障（blood–CSF barrier）主要是脉络丛上皮和内皮细胞之间的闭锁小带，脑脊液与脑实质之间也存在脑脊液 – 脑屏障（CSF–brain barrier），由脑室的室管膜上皮和覆盖脑表面的软膜胶质细胞膜组成。因此脑与血液间的物质交换必须通过这层血脑屏障。水能自由通过血脑屏障和血脑脊液屏障，电解质通过血脑屏障及血脑脊液屏障的能力与它们的脂溶性相关。脑损伤、脑瘤、炎症时，血脑屏障破坏，使血浆大分子物质能够由血管腔内通透到脑细胞间隙，因此，认为血脑屏障的功能与结构损害是血管性脑水肿的病理基础。

3. 自由基学说

氧自由基是一类具有高度化学活性的含氧基团，主要由超氧阴离子和氢氧自由基。自由基是脑水肿的重要机制之一，无论何种脑水肿均由细胞膜的过氧化所致。自由基的形成于血脑屏障开放的第二阶段，提示脑血管内皮细胞的继发性损害。自由基加重了屏障的破坏，其反应还可因脑出血中的 Fe^{2+}、Cu^{2+} 等催化作用使脂质过氧化反应加重。

4. 脑微循环障碍

脑的血流量与微循环正常与否，对维持脑的正常生理运转有极其重要的关系，脑的血流量受全身血压的影响，随脑动、静脉的压力差变化而异。脑血管本身有内在的及中枢调节功能，使脑血流量在一定范围内保持稳定。颅脑外伤、脑瘤、炎症等病变时，脑血管发生痉挛或麻痹，微循环功能障碍，其静脉压增高、脑充血、脑缺氧，导致发生脑代谢紊乱、脑水肿。因此，脑微循环障碍在脑水肿的发生过程中起着重要作用。

5. 神经细胞钙超载

近年来，一些研究提示神经细胞膜钙超载的改变，神经细胞内钙超载是引起脑水肿的先行重要因素。钙是维持神经细胞正常功能的重要因素，在中枢神经细胞信息传递、神经递质的合成与释放和神经细胞轴浆运转，血脑屏障的功能等方面具有极其重要的作用。细胞膜钙通道异常开放，则细胞外钙离子进入细胞内，发生神经细胞内钙超载，产生损害作用。钙超载的不利影响很广，包括可以激活 ATP 酶、蛋白酶、磷脂酶，使 ATP、细胞蛋白质、脂质分解代谢增加，损害细胞骨架系统和膜系统，影响神经细胞内的快反应基因的表达和调控，影响细胞 DNA，使细胞严重损害，还可使脑血管痉挛和脑毛细胞血管通透性发生改变。因此钙通道开放与神经细胞钙超载已被视为引起脑水肿的关键环节之一。

（三）脑损伤所致脑水肿的病理生理过程

近年来，脑创伤所致脑水肿的病理生理过程和关键分子机制正逐渐阐明。颅脑损伤后，离子浓度的改变导致水肿形成的过程是步进式逐渐恶化的，即从细胞毒性水肿到离子渗透性水肿，最终使血管通透性改变引起血管源性脑水肿。缺血时原发性主动转运中止，继发性主动转运（通过转运体）和被动转运（通过离子通道）增强，神经元和胶质细胞积累了渗透活性溶质，引起细胞肿胀，而后细胞破裂，水进入细胞间隙引起组织水肿。AQP4 是脑内分布最多的水通道蛋白，在卒中后脑水肿形成过程中起重要作用，但细胞毒性水肿之后的真正推手是钠在细胞内的积累，最终内皮细胞和神经胶质细胞功能障碍，损害了血 – 脑脊液屏障的完整性，发生血管性脑水肿。在细胞毒性水肿阶段，细胞内钠聚集是通过包括离子通道在内的许多转运体实现的。脑缺血时细胞外钾、pH、炎性介质（如细胞因子）和兴奋性神经递质（如谷氨酸）增加常激活或上调细胞膜上的离子转运蛋白，促进细胞外钠进入细胞内。研究表明，缺血再灌注损伤和脑创伤后磺酰脲类受体 1 调控的，腺苷三磷酸敏感的非选择性阳离子通道蛋白表达水平上调，该通道的激活增加阳离子进入细胞内，驱动水渗透性大量涌入细胞内，引起细胞肿胀。

二、水肿产生的分子机制

近年来，随着对脑水肿的不断深入研究，发现脑水肿产生的分子机制主要与 AQP4、基质金属蛋白酶（matrix metalloproteinase，MMP）、紧密连接蛋白、炎性细胞因子等表达有着密切的联系，多种因素参与脑水肿的形成。在分子水平上对脑水肿的研究，可为脑水肿的分子靶向治疗提供新途径。

（一）水通道蛋白 –4

近年来的研究发现 AQP4 与脑水肿的发生密切相关，而 AQP4 也成为脑水肿机制研究的热点。大量研究显示，AQP4 在脑水肿中起着双重调控作用。脑水肿中存在多种类型，随着时间的延长，AQP4 表达的变化与脑水肿类型之间存在相关性。多数学者认为，细胞毒性（内）脑水肿时 AQP4 表达上调，AQP4 敲除的动物脑水肿明显减轻并阻断脑水肿引起继发损伤，而以血管源性脑水肿时 AQP4 表达下调，AQP4 敲除的动物脑水肿明显加重，说明 AQP4 在血管源性水肿中起着消除液体减轻水肿的重要作用。少数研究认为，细胞毒性脑水肿时 AQP4 下调，血管源性脑水肿时 AQP4 上调，有助于加快水的清除，这是机体对抗脑水肿的一种自身保护机制。鲁宏等研究显示基因沉默 AQP4 可有效抑制细胞毒性（内）脑水肿，还能抑制细胞毒性脑水肿导致的 AQP4 表达上调。Li 等通过建立缺血缺氧脑损伤大鼠模型探究黄体酮对 AQP4 表达的影响时发现，在缺氧 6h、24h、72h 后缺血缺氧组大鼠的脑组织含水量含量显著高于对照组，血脑屏障通透性增加。此外，脑组织中 AQP4 mRNA 表达变化与脑组织含水量的变化相一致。还有研究通过建立大脑中动脉闭塞的大鼠脑缺血动物模型发现，在 0h、6h、18h 各时间点模型组脑组织含水量均明显高于假手术组，并于 18h 时模型组 AQP4 mRNA 及 AQP4 蛋白在脑组织中的表达与假手术组相比有显著升高。此外，研究还发现在给予 AQP4 特异性的抑制剂后，脑组织发生缺血性损伤时脑水肿程度有明显减轻。有研究显示阻断丝裂原活化蛋白激酶的激活能够降低星形胶质细胞 AQP4 及 AQP4 mRNA 的表达，减轻大鼠脑水肿。以上研究都表明 AQP4 的上调可能与脑水肿形成有关，可通过抑制 AQP4 的上调或者基因敲除 AQP4 在脑组织中的表达减轻脑水肿。同时，也有研究表明 AQP4 表达下调不但不会减轻脑水肿反而会加重脑水肿的症状。有学者向敲除 AQP4 基因的小鼠和未敲除的 AQP4 小鼠的纹状体注射 5ml 自体全血建立脑出血动物模型，发现未敲除

AQP4 小鼠的 AQP4 表达明显增高，而敲除 AQP4 小鼠的神经功能缺失程度、血肿周围脑组织含水量、渗出量、毛细血管超微结构损害程度均高于未敲除 AQP4 小鼠组，说明脑出血后血脑屏障的破坏参与了血管源型脑水肿的形成，且 AQP4 对保持血脑屏障结构和功能完整性具有重要作用，因此认为给予上调 AQP4 表达的药物将有利于脑出血后脑水肿的消退。从这些实验研究结果来看，可以肯定的是，AQP4 表达的变化与脑水肿的形成密切相关，且大多数研究认为可通过抑制 AQP4 在脑组织中的表达从而减轻水肿程度，但是目前对于 AQP4 与脑水肿的具体作用关系、作用机制以及特异性作用于 AQP4 的抑制剂的使用研究还不够深入，且多数只停留在对表面现象的解释，具体作用的信号通路有待进一步的研究。

（二）基质金属蛋白酶

MMP 是一组钙离子和锌离子依赖性内肽酶，自 1962 年 Gross 和 Lapire 首次发现 MMP 以来，至今已发现 20 多种，根据蛋白质结构可分为基质溶解酶、胶原酶、明胶酶、膜型酶和其他不能具体分类的基质酶。MMP 在正常生理情况下以无活性的酶原或者前体形式存在，经过激活后的 MMP 主要功能是降解和重塑细胞外基质（extracellular matrix，ECM），参与正常的胚胎发育和组织重塑等生理过程，并且在一些疾病的病理生理过程中起重要作用。由于 MMP 可参与降解 ECM，使毛细血管通透性增加，水分和血浆蛋白外渗，血脑屏障遭到破坏，进而加重脑水肿。在脑组织中 MMP-9 的含量最为丰富，MMP-9 又称明胶酶 B，主要由血管内皮细胞、星形胶质细胞、海马神经元及小胶质细胞等分泌，其中 MMP-9 与血脑屏障损伤和脑水肿形成密切相关。一些研究通过建立大鼠脑卒中、自发性蛛网膜下腔出血模型，发现 MMP-9 的过度表达和激活可降解脑血管内皮细胞基底膜的 IV 型胶原、层粘连蛋白、纤黏蛋白等的主要成分，破坏血管结构的完整性，使血脑屏障通透性增加，导致血管源性脑水肿。还有研究发现，MMP-9 高表达可引起血脑屏障降解、通透性增加，致使脑水肿。以上研究说明 MMP 可通过破坏血脑屏障，加重脑水肿，MMP 与血管源性脑水肿的形成密切相关。

（三）紧密连接蛋白

在各种关于脑水肿的发病机制中，血脑屏障与脑水肿的关系最大。血脑屏障是由脑微血管内皮细胞的紧密连接、中枢神经系统的血管内皮细胞、基底膜和血管周围胶质细胞足突组成，是维持脑内环境稳定的一种重要结构，其中脑微血管内皮细胞及其间紧密连接是血脑屏障的核心结构。研究表明，紧密连接蛋白是维持血脑屏障完整性的重要结构基础，其结构和功能的异常对血脑屏障通透性变化起重要作用。紧密连接蛋白由多种蛋白组成，主要包括胞质黏附蛋白家族、跨膜蛋白和细胞骨架蛋白 3 类。跨膜蛋白又包括咬合蛋白、闭合蛋白和连接黏附分子三种膜蛋白。而咬合蛋白的正常表达是紧密连接结构和功能稳定的前提。有学者通过实验证明，上调紧密连接蛋白的表达可降低血脑屏障的通透性。此外，大量研究显示可通过上调紧密连接蛋白的表达，起到对大脑缺血再灌注的神经保护作用，可显著减轻缺血造成的脑水肿和血脑屏障的功能障碍。以上研究都间接表明紧密连接蛋白对血脑屏障功能的稳定具有积极的作用，上调紧密连接蛋白的表达可以降低血脑屏障的通透性，从而减轻脑水肿。

（四）炎性细胞因子

炎性细胞因子是多肽类细胞调节物质的总称，包括肿瘤坏死因子（tumor necrosis factor，TNF）、白介素（interleukin，IL）、干扰素（interferon，IFN）、生长因子（growth factor，GF）、集落刺激因子（colonystimulating factor，CSF）等。炎性反应在脑缺血缺氧和脑出血继发性损伤中起着重要的作用，而炎性反应诱导炎性细胞产生的炎性细胞因子如 TNF-α、IL-1β、IL-6 等使血脑屏障遭到破坏，促使脑水肿的发生。炎性细胞因子主要是由外周免疫细胞合成，但许多其他类型的细胞也可产生某些炎性细胞因子。TNF-α、IL-1β、IL-6 属于促炎性细胞因子，主要通过靶细胞膜上的特异性受体发挥作用，具有调节细胞分化增殖、诱导细胞发挥功能、参与免疫及炎性反应等功能，主要以自分泌和旁分泌方式调节自身或者周围靶细胞功能。其中 TNF-α 与 IL-1β 作为重要的促炎性细胞因子，在脑水肿的发生机制中起到重要的作用。TNF-α 主要由单核巨噬细胞产生，其他类型的细胞如神经系统的神经元、星形细胞和小胶质细胞在受到刺激后也能产生 TNF-α。有学者研究认为，不同程度创伤性颅脑损伤及继发性颅脑损伤的预后与炎性因子聚集、浸润密切相关，通过抑制炎性细胞因子的表达可减轻脑水肿。IL-1β 在中枢神经系统主要由神经元、星形胶质细胞、少突胶质细胞和血管内皮细胞分泌。IL-1β 可通过促进炎性介质表达，使白细胞浸润增加，促进一氧化氮合酶生成，增加一氧化氮合成，诱导氨基酸和自由基产生，启动多种细胞因子级联反应等，使内皮细胞通透性增加，对毛细血管产生直接毒性作用，破坏血脑屏障，加重缺血性脑损伤。在大鼠大脑中动脉闭塞模型中，脑缺血区 IL-1β 迅速表达，且水平明显增高。IL-6 是在多种炎性细胞因子的刺激下，由多种免疫细胞共同介导合成的，受 TNF-α 的转录调控。研究认为，IL-6 作为双重作用的炎性细胞因子，对早期创伤性颅脑损伤具有神经保护作用，而发生过度炎性反应时，可加剧继发性颅脑损伤病情。脑水肿的发病机制和炎性细胞因子有着密切的关联，炎性细胞因子不仅参与了炎性反应，而且贯穿于脑组织损伤的整个过程。

三、脑水肿的分型

脑水肿根据病理生理机制分为 4 种类型：细胞毒性脑细胞内脑水肿、血管源性脑细胞外水肿、间质性脑细胞外水肿和渗压性脑细胞内水肿。在脑水肿的过程中，各种类型可同时存在，并相互演变。细胞毒性脑细胞内脑水肿和血管源性脑细胞外脑水肿，较为常见的脑水肿类型。

（一）细胞毒性脑细胞内脑水肿

细胞毒性脑细胞内脑水肿简称细胞毒性脑水肿或细胞内水肿，常继发于脑缺血、缺氧、外伤后早期，以及中毒和代谢紊乱。多由不同的致病因素使细胞内外环境改变，脑组织缺氧影响神经细胞代谢，细胞膜系统功能障碍，线粒体 ATP 生成减少，神经细胞膜的钠钾泵、钙镁泵等活性降低，使神经细胞内外的钠、钾及钙等离子交换障碍，钠离子大量内流使细胞内渗透压增高，水分子流入细胞内所致的细胞内水肿。此类水肿时，血脑屏障可不受影响，血管周围间隙及细胞外间隙无明显扩大，细胞内水肿液不含蛋白，钠、氯离子水平增高。

（二）血管源性脑细胞外水肿

血管源性脑细胞外水肿又称血管源性脑水肿，产生于血脑屏障受破坏，毛细血管通透性增加，血浆蛋白渗至脑细胞外间隙。此时，由于一些蛋白物质随水分子经血管壁通透到细胞外液中，使细胞外液渗透压升高，水分子由血管壁渗出增多所致的细胞外脑水肿。引起的局部脑水肿主要发生在白质，并沿神经纤维方向扩展。常发生在脑外伤早期。

（三）间质性脑细胞外水肿

间质性脑细胞外水肿简称间质性脑水肿，是由于脑脊液吸收障碍时，脑室内压升高引起脑室扩大，尤以侧脑室扩大为甚，致使脑室内压力显著高于脑组织内的压力，进而产生脑室内－脑组织内压力梯度，这种压力梯度使脑脊液透过破裂的室管膜流入脑室周围脑组织中，形成脑室周围白质的细胞外脑水肿。这种间质性脑细胞外水肿又称脑积水性脑水肿。水肿液成分为血浆超滤液，水肿位于脑室旁白质的脑细胞外，血脑屏障无改变。常见于严重脑外伤后 3～6 周合并梗阻性脑积水。

（四）渗压性脑细胞内水肿

渗压性脑细胞内水肿又称渗压性脑水肿。正常情况下，细胞内、外电解质和渗透压保持平衡和稳定状态，正常生理条件受下丘脑与垂体功能调节和制约。在病理状态下，如脑损伤影响垂体前后叶功能受损和（或）下丘脑损害，致 ACTH 和 ADH 分泌失衡，使血浆渗透压降低所致脑细胞内水肿。

四、脑水肿的研究进展

在应激或各种脑疾病中发生的脑水肿常常是血管源性脑水肿和细胞毒性脑水肿同时存在，只是在每种情况下以某一种水肿占主导地位。许多证据表明 AQP4 参与了脑水肿形成过程。无论是血管源性脑水肿的消退还是细胞毒性脑水肿的发生都依赖于 AQP4 的表达调控。因此，脑水肿的发生、发展及严重程度很大程度上取决于 AQP4 的表达调节。

（一）细胞毒性脑水肿与水通道蛋白 -4

细胞毒性脑水肿的特点是血脑屏障尚完整，只是细胞自身的急性肿胀，主要是星形胶质细胞的水肿。星形胶质细胞的肿胀是早期脑损伤的重要标志，是对脑缺血、低氧、创伤的反应。水中毒是研究细胞毒性脑水肿的模型，水中毒时水肿主要发生在围绕着神经元的星形胶质细胞足突处。低氧、缺血和中毒诱导的细胞毒性脑水肿与脑细胞的能量代谢密切相关，ATP 是细胞膜的钠钾泵运转的能源，以上 3 种病理状况都会影响 ATP 合成，导致钠钾泵的失调，使细胞内离子浓度和渗透压升高。有研究表明，钠钾泵通过 AQP4 的 K27 和 W30 位点和 AQP4 相联系，因此病理状态下钠钾泵的失调可能会影响 AQP4 的水通透性。此外，钙失衡也是细胞毒性脑水肿的重要原因。正常状态下细胞内外 Ca^{2+} 极高的浓度差依赖钙泵来维持，在大脑缺氧缺血时，钙泵失调 Ca^{2+} 进入细胞内，可激活 Ca^{2+} 依赖的磷脂酶，使膜磷脂分解，形成一系列包括白三烯在内的生物活性物质，可通过介导星形胶质细胞中 AQP4 的上调参与脑水肿形成。研究发现，缺血缺氧可能通过小胶质细胞产生的一氧化氮（nitric oxide，NO）对 AQP4 进行调节引起细胞毒性脑水肿。

在低钠血症诱导的急性水中毒、缺血性卒中、创伤性脑水肿等细胞毒性脑水肿模型中，AQP4参与其发生发展。如果水依赖于AQP4经过血脑屏障进入脑内，则缺失AQP4基因的动物模型脑水肿会明显减轻，预后也较好。有研究细胞毒性脑水肿模型发现AQP4基因敲除大鼠比正常组大鼠更易存活，脑组织含水量和胶质足突水肿程度明显减轻；在缺血模型中，AQP4基因敲除大鼠神经病理症状明显减轻，再灌注后大脑半球肿胀百分率下降了35%，结果提示去除AQP4可减少水从血管向脑内流动，进而减轻水中毒后脑细胞内水积聚。另有实验表明，与AQP4基因敲除小鼠相比，未敲除AQP4基因小鼠星形胶质足突在水中毒后增大3倍以上，进一步证实敲除AQP4在水中毒后脑水肿形成中的保护机制。在由缺血缺氧引起的脑水肿模型中，用AQP4表达的区域变化及磁共振成像（magnetic resonance imaging，MRI）信号强度的变化测试AQP4是否在脑水肿和细胞肿胀中起作用，结果发现AQP4减少，表明AQP4参与了缺氧缺血脑病病理过程中水的分布及水从血管周到血管腔这一过程，亦证明了AQP4缺失后有利于脑水肿程度减轻。还有研究通过在腹膜注射去氨加压素的水中毒模型中，AQP4高表达可加速转基因小鼠的细胞毒性脑肿胀形成。在低氧处理大鼠星形胶质细胞模拟低氧脑缺血的模型中，相比于AQP4敲除型星形胶质细胞，野生型细胞会更快速地肿胀，肿胀后细胞体积比AQP4敲除细胞更大，提示AQP4在促进水分进入星形胶质细胞中起着重要作用。综上所述，都说明AQP4是重要的水转运通道，AQP4参与细胞毒性脑水肿的形成，其作用具有两面性，在细胞毒性脑水肿中AQP4能够加速水分进入细胞，也可能加速水肿细胞中水分的清除。有研究报道低氧诱导野生型和AQP4敲除型星形胶质细胞肿胀，复氧后两者肿胀的消退时间一致，但野生型星形胶质细胞的肿胀程度是AQP4敲除型的1.3倍，这提示AQP4可以加速低氧诱导的星形胶质细胞水肿的清除。但目前没有研究直接证明AQP4野生型和敲除型细胞是否有不同的清除速率。

AQP4的敲除、敲低或封闭能降低细胞毒性脑水肿的发生。但有研究发现，定向敲低星形胶质细胞AQP4使细胞膜通透性降低的同时也造成了细胞生长抑制，而AQP4敲除大鼠皮层星形胶质细胞的形态和生长特征并没有发现明显改变。因此降低AQP4的功能可以避免和减轻细胞毒性脑水肿，但敲低AQP4并不能直接作为避免水肿发生的方法。多项研究表明，在以细胞毒性脑水肿为主的病理过程中，AQP4的下调可减轻脑水肿的形成。

（二）血管源性脑水肿与水通道蛋白-4

血脑屏障的超微结构是由血管内皮细胞和环绕着内皮细胞的星形胶质细胞终足所组成的。血脑屏障提供了一个在血管和大脑组织之间的高度选择性的屏障，维持血管微环境来稳定整个大脑的稳态。正常机体中大脑细胞间隙液体的产生和清除是平衡的，但病理状况会导致血脑屏障破坏，液体积聚，颅内压升高，导致脑水肿的产生。血管源性脑水肿最主要的特点是血脑屏障的破坏和继发的血管内液渗漏到大脑实质的胞外间隙中形成的细胞外水肿。近几年研究表明，肿瘤坏死因子介导内皮细胞核转录因子 P65 亚基的 435 位点苏氨酸的磷酸化，破坏了内皮细胞间的紧密连接，从而参与癫痫持续状态诱发的血管源性脑水肿。由于血管源性脑水肿是血脑屏障的破坏，液体的渗漏而非细胞功能紊乱，所以 AQP4 可能并不参与血管源性脑水肿的形成。研究证明，在血管源性脑水肿中 AQP4 可以加速液体的重吸收。通过分别向野生型和 AQP4 敲除小鼠大脑实质灌注等量人工脑脊液后发现，AQP4 敲除小鼠脑中水分和颅内压随时间降低明显减慢。在 3 种血管源性脑水肿模型（皮层冻伤、肿瘤移植、脑脓肿）中，同样条件处理野生型和 AQP4 敲除型小鼠可以造成等同的颅内压，代表血脑屏障破坏程度相等；而在消退过程中 AQP4 敲除小鼠脑内水含量和颅内压随时间的消退均明显减慢，提示血管源性脑水肿的清除过程需要 AQP4 的参与。有学者也发现，炎症诱发的大鼠血管源性脑水肿的消退期 AQP4 转录水平和翻译水平均显著升高，说明 AQP4 和血管源性脑水肿的消退有关。

　　脑缺血、脑肿瘤和创伤等能够诱发血管源性脑水肿，而这些病理情况下脑内血管加压素水平均升高，同时这些病理状况中脑水肿的早期阶段 AQP4 的表达显著下降。有研究发现，血管加压素能使 AQP4 的 S180 位点修饰改变，从而使 AQP4 内在化，降低细胞水通透性。新近研究发现，血管加压素的抑制剂能够重新激活 AQP4 的表达减轻创伤引起的脑水肿。以上研究提示，脑缺血、脑肿瘤和创伤病理状况下释放的血管加压素可能通过关闭 AQP4 以及降低 AQP4 的表达量，从而阻碍其清除水肿的功能。还有研究发现敲除 AQP4 基因后的小鼠脑组织水肿消散速度远低于野生型。同时在黑色素肿瘤引起的水肿中，缺乏 AQP4 基因小鼠颅内压与脑水含量都较重；在脑冻伤模型中，同样发现 AQP4 可减轻水肿和颅内压。这些研究可以得出 AQP4 减轻血管源性脑水肿，促进水肿的吸收，减轻疾病的发展。

　　多项研究表明，在以血管源性脑水肿为主的病理过程如脑肿瘤、蛛网膜下腔出血、癫痫持续状态，AQP4 敲除小鼠较野生型脑水肿更明显。有学者研究在血管源性脑水肿模型中，AQP4 基因敲除后小鼠颅内压更高，脑内水含量增加，这提示血管源性脑水肿时，AQP4 可以促进液体的重吸收，即血管源性脑水肿时水可能并不依赖 AQP4 进入脑组织，但从脑组织中清除水需要 AQP4。向脑实质内注入等渗液的同时持续监测颅内压，60min 后 AQP4 基因敲除小鼠的颅内压较未敲除 AQP4 基因小鼠明显升高，灌注半球的脑水含量也显著升高，而对侧半球未见明显差异，这一结果亦证实了上述结论。AQP4 表达与血脑屏障破坏有关，脑挫裂伤后血脑屏障受损部位大脑皮质水肿，伤后 1 天 AQP4 免疫染色阴性，它的 AQP4 mRNA 水平下调，其他血脑屏障完整的脑水肿区域中 AQP4 表达水平没有明显变化，这种 AQP4 表达变化不一致说明脑损伤后（血脑屏障完整性破坏）导致血管性脑水肿 AQP4 表达下调。另一学者建立小鼠血管源性脑水肿模型发现，AQP4 基因敲除小鼠脑组织水含量和颅内压明显高于正常鼠，且预后较差，说明 AQP4 可能对血管源性脑水肿中水的清除起关键作用。由此可见，在血管源性脑水肿中，AQP4 则起到了保护作用。血管源性脑水肿中水的清除是 AQP4 依赖性的，其机制可能为静水压力促使水通过含 AQP4 丰富的界面排除，如通过室管膜进入脑室，软脑膜进入蛛网膜下腔，血脑屏障入血管，但这种理论的问题在于水的流动是由细胞内和细胞外渗透梯度决定的。因此，需要其他的研究方法或者更合理的理论解释 AQP4 依赖性的水清除过程。

（三）创伤性脑水肿与水通道蛋白 –4

很多学者研究了药物对脑创伤后脑水肿的作用及其与 AQP4 的表达变化的关系，试图找到早期预防脑水肿的靶点并截断脑水肿的继发性性损伤。相关研究发现通过减少 AQP4、胶质纤维酸性蛋白（glial fibrillary acidic protein，GFAP）、促炎性细胞因子的表达，抑制小胶质细胞活化等可显著降低脑水肿。乙醇可以通过减少 AQP4 的表达，减轻创伤性脑水肿，改善创伤后的认知和运动功能。这些研究均表明脑水肿的减轻与 AQP4 表达的降低密切相关。有学者通过干扰 AQP4 的表达，研究其对创伤性脑水肿的影响。发现 AQP4 缺失可以减少损伤后脑细胞的死亡、水含量、血脑屏障破坏、星形胶质细胞肿胀及减轻病变体积，认为抑制 AQP4 的表达对脑损伤的进一步恶化具有潜在的保护作用。有研究显示，与正常组相比，AQP4 siRNA 组大鼠急性期的运动功能和慢性期的记忆功能有改善。这表明 AQP4 表达下降可以减轻脑水肿的形成，增强小胶质细胞的活化，降低血脑屏障的破坏，减少星形胶质细胞的增生和神经元细胞的死亡。而有研究显示，与野生型小鼠相比，脑创伤后 AQP4 敲除不影响血脑屏障及早期血管源性脑水肿，仅能减轻细胞毒性脑积水，导致出现神经功能温和的改善，并认为脑创伤后细胞毒性和血管源性并存的机制，使得与细胞毒性水肿占主导地位的疾病相比，AQP4 敲除后神经功能改善较小。有研究表明，脑水肿是由包括锚定紧密连接蛋白减少相关的早期血脑屏障破坏，以及细胞毒性水肿和 AQP4 表达下降等多种机制引起。血管源性水肿的出现部分是由于血脑屏障的紧密连接中断引起的，且 AQP4 表达下降导致脑水肿加重。还有研究显示血管源性水肿时 AQP4 的表达有时间滞后现象，在水肿的发展期，其表达轻中度上调，但经历延迟期后其表达显著上调。此外，有研究显示，创伤侧的 AQP4 在 1h 表达下调，6h 最低，12h 开始回升，之后升高至 24h 达峰值，呈 V 形变化，而非创伤侧脑组织 AQP4 的表达在 6h 开始缓慢上升，表明当出现血管源性水肿时，AQP4 表达逐渐减少，而当细胞毒性水肿出现后 AQP4 表达开始增多，在细胞内水肿高峰时 AQP4 的表达也升至最高。鲁宏等研究发现，正常情况下 AQP4 在大鼠血脑屏障内呈现极性分布，即分布于血管周膜分布明显多于胶质细胞膜，随着脑创伤时间的延迟，这种极性分布发生反转，随之形成水肿类型及程度的变化。另有学者提出推测，脑创伤后 AQP4 表达的变化可能不是导致脑水肿形成的原因，而是扮演着机体自我保护的角色。有运用小鼠轻中度脑创伤模型探讨 AQP4 的表达与定位的研究显示，脑创伤对 AQP4 最突出的作用是反应性星形胶质细胞的突触小结 AQP4 的极化定位丢失引起 AQP4 分布失调。这提示脑创伤后 AQP4 的表达和定位的改变可能不参与促进急性期脑水肿的形成，而可能是对抗脑水肿和颅内压变化的一种代偿性机制。

目前对未损伤侧脑组织发生病理改变的分子机制研究鲜有报道，鲁宏团队研究发现未损伤侧先出现细胞源性水肿再出现血管源性水肿，随后以细胞内水肿为主的混合型脑水肿，病理变化在时间上滞后于损伤侧，推测机体在应激状态下，通过体液神经调节导致未损伤侧发生病理改变，但未损伤侧脑组织 AQP4 表达是否改变还需进一步研究。Gandham EJ 等研究结果显示与正常对照组比较，未损伤侧脑组织 AQP4 表达增加，其表达量与局部发生的病理改变有关。

脑创伤中创伤部位同时有创伤核心区和"创伤半暗带"区域，"创伤半暗带"即创伤核心区之外的创伤灶周组织存在继发性创伤区域，创伤核心区的脑组织属不可逆损伤，但"创伤半暗带"仍可以向恶化及好转两方面发展，如能及时正确干预使之最大限度地逆转"创伤半暗带"组织已成为临床研究的焦点。迄今为止，此类研究报道不多，有限的资料仍显示损伤后脑血流低灌注是"创伤半暗带"的病理生理基础，细胞水肿是其主要的病理改变。任欢欢研究报道创伤早期"创伤半暗带"脑组织主要病理改变为血管源性水肿，而 AQP4 表达下调缓解血管源性水肿，随后出现 AQP4 表达上调，引起细胞毒性水肿，两种水肿相互促使脑水肿的加重，有学者在其研究基础上应用基因沉默 AQP4 可明显减轻脑水肿。

（四）缺血性脑水肿与水通道蛋白 -4

在脑缺血早期，灌注不足导致的脑组织缺氧引起钠钾 ATP 酶功能受损，水分子

随 Na^+ 进入引起细胞内引起细胞毒性（内）脑水肿。随后，缺血性损伤导致血脑屏障破坏，血浆蛋白漏到细胞外间隙，从而出现血管源性脑水肿，有些部位甚至出现出血倾向。在脑缺血早期，细胞毒性脑水肿占主导地位。有研究显示，AQP4 基因敲除小鼠在永久性脑缺血模型中 24h 后脑水肿程度减轻，脑含水量和星形胶质细胞肿胀程度降低。之后通过不同脑缺血模型研究得出了相似的结论。鲁宏等研究提出在早期脑缺血期的"缺血半暗带"组织，其病理改变是细胞毒性（内）水肿，AQP4 表达上调是其产生的分子机制，AQP4 基因沉默可以减轻此阶段的细胞内水肿并逆转半暗带组织。在脑缺血非急性期，两种脑水肿类型共同存在，而 AQP4 对两者起着相反的作用。因此，AQP4 对脑缺血非急性期脑水肿程度的影响是复杂的综合结果，检测方法和模型的不同也会对结果产生影响。

（五）出血性脑水肿与水通道蛋白 –4

有研究通过胶原酶制作脑出血模型，结果显示 AQP4 和蛋白表达的动态变化过程类似于实验性脑缺血后的改变。脑出血后 6h，脑水肿区 AQP4 和蛋白质的表达均开始升高，1d 后明显加强，第 3 天达峰值，其后逐渐有所下降，但持续 1 周仍高于正常水平，即脑水肿程度随着 AQP4 表达的上调而加重。同时，本实验结果从表达的部位看，AQP4 在脑内主要分布于与水代谢密切相关的部位，如室管膜、脉络丛、视上核、血管周围的星形胶质细胞，这与缺血性脑水肿的研究结果相似。上述实验结果提示 AQP4 参与了出血性脑水肿的发生、发展过程，AQP4 表达的增加可作为评价出血性脑水肿的一个敏感指标。根据本实验结果和以往的发现，推测 AQP4 参与出血性脑水肿形成的机制可能是：由于 AQP4 既是通道又是渗透压受体，脑出血后，脑组织缺血、缺氧，凝血酶、渗透压改变等各种变化作为胞外刺激因素激活了第一信使，诱导了星形胶质细胞胞膜上的 AQP4，尤其是激活了位于星形胶质细胞的终足，激活了分布于上的 AQP4，使其蛋白构象发生改变，从而增加细胞膜对水的通透性，导致细胞内水肿。脑水肿形成的早期抑制 AQP4 的表达，减轻脑水肿程度，以加快脑出血后的组织修复，最终使脑组织遭受的继发性损害降低到最低程度。但也有学者通过向小鼠纹状体注射自体全血，建立脑出血动物模型，对此模型研究发现 AQP4 未敲除小鼠的 AQP4 表达明显增高，而 AQP4 敲除小鼠的神经功能缺失程度、血肿周围脑组织含水量、毛细血管超微结构损害程度等均明显增高，因此认为 AQP4 表达有利于脑出血后脑水肿的消退。以上研究结果显示，水通道蛋白表达与脑水肿形成密切相关，因此在基因水平上对其进行调控，可能成为治疗脑水肿的新药开发奠定理论基础。

（六）肝性脑病性脑水肿与水通道蛋白 -4

肝性脑病发生脑水肿与 AQP4 表达情况的研究鲜有报道。有学者在慢性肝病伴或不伴肝性脑病患者中，用 MRI 发现脑内不同部位存在 T_2WI 高信号影，表明可能有脑水肿存在。在急性肝衰竭患者中，脑水肿是疾病发生发展过程中共有的病理现象。急性肝衰竭造成的细胞毒性脑水肿主要表现为星形胶质足突部的肿胀，血氨是导致足突部肿胀的主要因素。大多数学者认为，肝性脑病脑水肿在神经病理学上的特征主要是星形胶质的肿胀，故大量研究脑水肿的体外实验均集中在星形胶质上。将离体胶质暴露于高氨环境中培养，研究肝衰竭引起的肝性脑病过程中脑水肿发生机制，发现 AQP4 表达增多早于细胞肿胀的发生，在氨作用 11h 后细胞体积未见明显改变，于 12h、18h 后肿胀明显，同时在氨作用 10h 后 AQP4 表达明显增多，24h 达到高峰。细胞肿胀程度与 AQP4 表达呈正相关，提示 AQP4 在肝衰竭后脑水肿发生过程中发挥重要作用，但其中 AQP4 的具体调控机制有待进一步研究。

（七）脑水肿治疗的研究进展

脑水肿的治疗原则是解除病因及采用综合性的脑水肿治疗，两方面相辅相成。及时解除病因是治疗脑水肿的根本。脑挫裂伤，浸润、坏死、液化的脑组织及蛛网膜下腔出血，清除颅内血肿，去除刺入脑内的骨片，解除对脑组织的刺激和压迫，脑瘤切除，非外伤性脑内血肿清除等，将病因清除后，脑水肿逐渐消退。改善脑缺氧是防治脑水肿的重要措施。首先要保持呼吸道通畅，如出现低氧血症与高碳酸血症时，需采用辅助呼吸，控制性通气。临床常见颅脑外伤患者持续昏迷，当即进行气管切开，充分给氧，解除脑缺氧后，病情多好转，如不及时解除缺氧，治疗难以发挥作用。

目前治疗脑水肿的药物仅局限于对症治疗（激素、甘露醇、高渗液等），可辅以浓缩血清白蛋白，脱水降压效果好。梗阻性脑积水导致脑积水性脑水肿，行侧脑室持续引流，减少脑脊液量，达到减压和清除脑水肿的目的。对脑细胞损害应用激素等药物，大剂量应用激素尚缺乏统一意见。甘露醇通过快速升高血浆渗透压，驱使水分子从脑组织向血管内转运，以此减轻脑水肿。但甘露醇容易引发电解质紊乱及颅内压反跳等不良反应，且在脑创伤时可透过破损的血脑屏障积聚于创伤区，加重血管源性脑水肿。因此，近年用于降颅压时有被高渗盐溶液取代的趋势。自由基清除剂有一定治疗作用，促进脑血流灌注，改善微循环，降低血脑屏障通透性。钙通道阻滞药能促进和改善脑代谢功能，如尼莫地平可保护细胞膜、阻抑钙离子进入细胞内的作用，胞二磷胆碱是卵磷脂在脑内生物合成过程中的重要辅酶，而卵磷脂是神经细胞膜的重要组成成分，脑活素、吡拉西坦、都可喜等药物均能促进细胞氧化还原作用，增加细胞能量，加速脑细胞功能的修复。近年来研究显示，治疗脑水肿比较多的药物作用靶点就是 AQP4。细胞毒性脑水肿时，AQP4 表达增加并可加重脑水肿，而血管源性脑水肿时水分子可通过 AQP4 通道排泄，其抑制剂可减轻对应的脑水肿。研究发现亚低温和去骨瓣治疗都能通过抑制 AQP4 表达减轻脑水肿，所以 AQP4 作为靶点治疗脑水肿是可行的。有实验表明吡罗昔康和乙酰唑胺可下调脑组织中 AQP4 的表达和分布，具备抑制 AQP4 的作用，吡罗昔康可通过减少 AQP4 表达减轻脑水肿，以达到神经保护作用。目前关于 AQP4 抑制剂和激动剂的研究甚少，其作用于临床仍需更多的实验研究证实。

（八）脑水肿的预后

脑水肿属于多种疾病的继发性病理过程，全身系统性疾病如严重心脑血管疾病、呼吸系统疾病、肝病、休克、中毒代谢性疾病等使机体内环境发生改变，引起脑组织缺血缺氧、脑的微循环与脑细胞代谢障碍，可能引起脑水肿，所以研究它是具有重大的临床意义。在神经外科方面，脑病疾病如颅脑损伤、颅内占位性病变、炎症、脑血管病、脑寄生虫病、脑先天性疾病等引起的继发性水肿，如果能更多认识脑水肿的发生机制，使脑水肿得到及时精准预防与治疗，则能为颅内疾病的有效治疗提供可靠保障。

（鲁　宏　陈海霞　艾　莉）

参 考 文 献

[1] Zhao XY, Wu CF, Yang J, et al. Effect of arginine vasopressin on the cortex edema in the ischemic stroke of Mongolian gerbils[J].Neuropeptides, 2015, 51: 55–62.

[2] Walberer M, Rueger MA. The macrosphere model an embolic stroke model for studying the pathophysiology of focal cerebral ischemia in a translational approach[J]. Ann Transl Med, 2015, 3 (9): 123–129.

[3] Yool AJ. Aquaporins: multiple roles in the central nervous system[J].Neuroscientist, 2007, 13(5): 470–485.

[4] Badaut J, Ashwal S, Obenaus A. Aquaporins in cerebrovascular disease: a target for treatment of brain edema? [J].Cerebrovasc Dis, 2011, 31(6):

521–531.

[5] Iliff JJ, Nedergaard M. Is there a cerebral lymphatic system? [J]. Stroke, 2013, 44(6): S93 –S95.

[6] Klatzo I. Pathophysiological aspects of brain edema [J]. Acta Neuropathol, 1987, 72(3): 236–239.

[7] Arsene D, Vasilescu F, Toader C, et al. Clinico-pathological correlations in fatal ischemic stroke. An immunohisto chemical study of human brain penumbra[J]. Rom J Morphol Embryol, 2011, 52(1): 29–38.

[8] Del ZG, Frankowski H, Gu YH, et al. Microglial cell activation is a source of metalloproteinase generation during hemorrhagic transformation[J]. J Cereb Blood Flow Metab, 2012, 32(5): 919–932.

[9] Li M, Ma RN, Li LH, et al. Astragaloside Ⅳ reduces cerebral edema post-ischemia / reperfusion correlating the suppression of MMP 9 and AQP4[J]. Eur J Pharmacol, 2013, 715(3): 189–195.

[10] Yang Y, Thompson JF, Taheri S, et al. Early inhibition of MMP activity in ischemic rat brain promotes expression of tight junction proteins and angiogenesis during recovery[J]. J Cereb Blood Flow Metab, 2013, 33(7): 1104–1114.

[11] 林咸明，陈丽萍，姚旭 . 不同时程电针预处理对脑缺血再灌注大鼠血脑屏障基质金属蛋白酶 -9、血管内皮生长因子的影响 [J]. 针刺研究，2015, 40(1): 40–44.

[12] 俞坤强，林如辉，陶静，等 . 电针对脑缺血再灌注大鼠学习记忆能力及 MMP-2、MMP-9 蛋白表达的影响 [J]. 中国康复医学杂志，2015, 30(11): 1095–1099.

[13] Viskupicova J, Blaskovic D, Galiniak S, et al . Effect of high glucose concentrations on human erythrocytes in vitro[J].Redox Biology, 2015, 5: 381–387.

[14] Tait MJ, Saadoun S, Bell BA, et al. Water movements in the brain: role of aquaporins[J]. Trends Neurosci, 2008, 31(1): 37–43.

[15] Nagelhus EA, Ottersen OP. Physiological roles of aquaporin-4 in brain[J]. Physiol Rev, 2013, 93(4): 1543–1562.

[16] Hubbard JA, Hsu MS, Seldin MM .Expression of the astrocyte water channel aquaporin-4 in the mouse brain[J].Asn Neuro, 2015, 7(5): 1–14.

[17] Mesbahbenmessaoud O, Benabdesselam R, Helene P, et al .Cellular and subcellular aquaporin-4distribution in the mouse neurohypophysis and the effects of osmotic stimulation [J].Journal of Histochemistry & Cytochemistry, 2011, 59(1): 88–97.

[18] Iacovetta C, Rudloff E, Kirby R. The role of aquaporin 4 in the brain[J].Veterinary Clinical Pathology, 2012, 41(1): 32–44.

[19] Assentoft M, Larsen B, Macaulay N. Regulation and function of AQP4 in the central nervous system[J]. Neurochem Cal Research, 2015, 40(12): 2615–2627.

[20] 毛剑 . 水通道蛋白 4 与脑水肿的研究进展 [J]. 医学综述，2014, 20 (22): 4061–4063.

[21] 焦方舟，龚作炯 . 水通道蛋白 4 与脑水肿相关研究进展 [J]. 疑难病杂志，2017, 16(2): 199–202.

[22] Abed M, Artunc F, Alzoubi K, et al . Suicidal erythrocyte death in end-stage renal disease[J]. J Mol Med (Berl), 2014, 92(8): 871–879.

[23] 鲁宏，孙善全 . 脑水肿机制的研究进展 [J]. 重庆医科大学学报，2002, 27 (4): 494–496.

[24] 张金灵，丁朕楠，石向群 . 缺血性脑水肿的分子机制 [J]. 国际神经病学神经外科学杂志，2019, 46(5): 580–585.

[25] Li X, Bai R, Zhang J, et al. Effect of progesterone intervention on the dynamic changes of AQP-4 in hypoxic-ischaemic brain damage[J].Int J Clin Exp Med, 2015, 8(10): 18831–18836.

[26] Sha D, Li Q, Li J, et al. Effects of β–Aescinat on expression of interleukin-1 β , aquaporin 4 in brain tissue and volume of cerebral infarct and edema in mice with cerebral ischemic[J].J Clin Neurol, 2011, 24(4): 281–284.

[27] 武柠子，马慧萍，王宁，等 . 脑水肿分子机制的研究进展 [J]. 解放军医药杂志，2016, 28(6): 14–18.

[28] Wu W, Tian R, Hao S, et al. A pre-injury high ethanol intake in rats promotes brain edema following traumatic brain injury[J].Br J Neurosurg, 2014, 28(6): 739–745.

[29] Nito C, Kamada H, Endo H, et al. Involvement of mitogen-activated protein kinase pathways in expression of the water channel protein aquaporin 4 after ischemia in rat cortical astrocytes[J].J Neurotrauma, 2012, 29(14): 2404–2412.

[30] Wallace B K, Jelks K A, O'Donnell M E. Ischemia–induced stimulation of cerebral microvascular endothelial cell Na–KCl cotransport involves p38 and JNK MAP kinases[J].Am J Physiol Cell Physiol, 2012, 302(3): 505–517.

[31] Tang Y, Wu P, Su J, et al.Effects of Aquaporin-4 on edema formation following intracerebral hemorrhage[J].Exp Neurol, 2010, 223(2): 485–495.

[32] Katada R, Akdemir G, Asavapanumas N, et al. Greatly improved survival and neuroprotection in aquaporin-4-knockout mice following global cerebral ischemia[J].FASEB J, 2014, 28(2): 705–714.

[33] Lee D J, Amini M, Hamamura M J, et al.Aquaporin-4-dependent edema clearance following status epilepticus[J].Epilepsy Res, 2012, 98(2–3): 264–268.

[34] Higashida T, Kreipke C W, Rafols J A, et al. The role of hypoxia-inducible factor-1alpha, aquaporin-4, and matrix metalloproteinase-9 in blood-brain barrier disruption and brain edema after traumatic brain injury[J].J Neurosurg, 2011, 114(1): 92–101.

[35] Alam M, Mohammad A, Rahman S, et al. Hyperthermia up-regulates matrix metalloproteinases and accelerates basement membrane degradation in experimental stroke[J].Neurosci Lett, 2011, 495(2): 135–139.

[36] Liang J, Qi Z, Liu W, et al. Normobaric hyperoxia slows blood-brain barrier damage and expands

the therapeutic time window for tissue-type plasminogen activator treatment in cerebral ischemia[J].Stroke, 2015, 46(5): 1344-1351.

[37] Zhao H, Wang R, Wu X, et al. Erythropoietin delivered via intra-arterial infusion reduces endoplasmic reticulum stress in brain microvessels of rats following cerebral ischemia and reperfusion[J].J Neuroimmune Pharmacol, 2015, 10(1): 153-161.

[38] Copin J C, Bengualid D J, Da Silva R F, et al. Recombinant tissue plasminogen activator induces blood-brain barrier breakdown by a matrix metalloproteinase-9-independent pathway after transient focal cerebral ischemia in mouse[J].Eur J Neurosci, 2011, 34(7): 1085-1092.

[39] Seo J H, Guo S, Lok J, et al. Neurovascular matrix metalloproteinases and the blood-brain barrier[J]. Curr Pharm Des, 2012, 18(25): 3645-3648.

[40] Mao X, Yin W, Liu M, et al. Osthole, a natural coumarin, improves neurobehavioral functions and reduces infarct volume and matrix metalloproteinase-9 activity after transient focal cerebral ischemia in rats[J].Brain Res, 2011, 1385: 275-280.

[41] Obermeier B, Daneman R, Ransohoff R M. Development, maintenance and disruption of the blood-brain barrier[J].Nat Med, 2013, 19(12): 1584-1596.

[42] Lee J H, Cui H S, Shin S K, et al. Effect of propofol post-treatment on blood-brain barrier integrity and cerebral edema after transient cerebral ischemia in rats[J].Neurochem Res, 2013, 38(11): 2276-2286.

[43] Kunze R, Urrutia A, Hoffmann A, et al. Dimethyl fumarate attenuates cerebral edema formation by protecting the blood-brain barrier integrity[J]. Exp Neurol, 2015, 266: 99-111.

[44] Chen D, Wei X T, Guan J H, et al. Inhibition of c-Jun N-terminal kinase prevents blood-brain barrier disruption and normalizes the expression of tight junction proteins clautin-5 and ZO-1 in a rat model of subarachnoid hemorrhage[J].Acta Neurochir(Wien), 2012, 154(8): 1469-1476.

[45] Wen J, Qian S, Yang Q, et al. Overexpression of netrin-1 increases the expression of tight junction-associated proteins, claudin-5, occludin, and ZO-1, following traumatic brain injury in rats[J].Exp Ther Med, 2014, 8(3): 881-886.

[46] Liu W Y, Wang Z B, Zhang L C, et al. Tight junction in blood-brain barrier: an overview of structure, regulation, and regulator substances[J]. CNS Neurosci Ther, 2012, 18(8): 609-615.

[47] Haseloff R F, Dithmer S, Winkler L, et al. Transmembrane proteins of the tight junctions at the blood-brain barrier: structural and functional aspects[J]. Semin Cell Dev Biol, 2015, 38: 16-25.

[48] Wang N, Li L, Jin Q, et al. Effect of Tong-Qiao-HuoXue decoction on the expressions of related proteins of the blood-brain barrier and analysis of constituents in cerebrospinal fluid of cerebral ischemic rats[J]. Chin J Pharmacol Toxico, 2015, 29(S1): 49.

[49] Harman F, Hasturk A E, Yaman M, et al. Neuroprotective effects of propofol, thiopental, etomidate, and midazolam in fetal rat brain in ischemia-reperfusion model[J].Childs Nerv Syst, 2012, 28(7): 1055-1062.

[50] Shu L, Li T, Han S, et al. Inhibition of neuron-specific CREB dephosphorylation is involved in propofol and ketamine-induced neuroprotection against cerebral ischemic injuries of mice[J]. Neurochem Res, 2012, 37(1): 49-58.

[51] Guan Ying, LI Lifeng, Chen Jianqiang, et al. Effect of AQP4-RNAi in treating traumatic brain edema: Multi-modal MRI and histopathological changes of early stage edema in a rat model[J]. Exp Ther Med, 2020, 30(1): 1-8.

[52] Vespa P, Mc Arthur PL, Stein N, et al. Tight glycemic control increases metabolic distress in traumatic brain injury: a randomized controlled within-subjects trial[J]. Crit Care Med, 2012, 40(6): 1923-1929.

[53] Taya K, Marmarou CR, Okuno K, et al.Effect of secondary insults upon aquaporin-4 water channels following experimental cortical contusion in rats[J]. J Neurotrauma, 2010, 27 (1): 229-239.

[54] 李燕华, 孙善全. 低渗液对星形胶质细胞水通道蛋白-4 表达的影响 [J]. 中华医学杂志, 2004, 8 (6): 496-501.

[55] Hsu Y, Tran M, Linninger A. Dynamic regulation of aquaporin-4 water channels in neurological disorders [J]. Croat Med J, 2015, 56(5): 401-421.

[56] Ddmytrenko L, Cicanic M, Anderova M, et al .The impact of alpha-syntrophin deletion on the changes in tissue structure and extracellular diffusion associated with cell swelling under physiological and pathological conditions [J]. PLoS One, 2013, 8 (7): e68044.

[57] Hirt L, Fukuda M, Ambadipudi K, et al .Improved long-term outcome after transient cerebral ischemia in aquaporin-4 knockout mice[J].J Cereb Blood Flow Metab, 2017, 37(1): 277-290.

[58] Huang J, Lu WT, Sun SQ, et al .Upregulation and lysosomal degradation of AQP4 in rat brains with bacterial meningitis[J]. Neurosci Lett, 2014, 566: 156-161.

[59] Michinaga S, Koyama Y. Pathogenesis of brain edema and Investigation into antiedema drugs[J]. Int J Mol Sci, 2015, 16(5): 9949-9975.

[60] Grossman R, Tyler B, Rudek MA, et al. Microdialysis measurement of intratumoral temozolomide concentration after cediranib, a pan–VEGF receptor tyrosine kinase inhibitor, in a U87glioma model[J].Cancer Chemother Pharmacol, 2013, 72(1): 93–100.

[61] Li YB, Cui XN, Li Y, et al. Effect of two Chinese medicinal compounds, blood–activating and water–draining medicine, on tumor necrosis factor alpha and nuclear factor kappa B expressions in rats with intracerebral hemorrhage[J].Chin J Integr Med, 2014, 20(11): 857–864.

[62] 焦方舟, 龚作炯. 水通道蛋白 4 与脑水肿相关研究进展 [J]. 疑难病杂志, 2017, 16(2): 199–202.

[63] Badaut J, Fukuda M, Jullienne A, et al . Aquaporin and brain diseases[J]. Biochim Biophys Acta, 2014, 1840 (5): 1554– 1565.

[64] Macaula Y, Zeuthe N.Water transport between CNS compartments: contributions of aquaporins and cotransporters[J].Neuroscience, 2010, 168(4): 941–956.

[65] Zichichi R，Magnoli D，Montalbano G，et al. Aquaporin 4 in the sensory organs of adult zebrafish (Danio rerio)[J].Brain Res, 2011, 1384: 23–28.

[66] 毛剑. 水通道蛋白 4 与脑水肿的研究进展 [J]. 医学综述, 2014, 20 (22): 4061–4063.

[67] 张波. 大鼠脑出血后 V1αR 和 AQP4 表达升高与脑水肿的形成相关 [J]. 基础医学与临床, 2012, 32(9): 1021–1025.

[68] Rodriguez–Grande B, Konsman J P, Badaut J. Brain edema[M].Salt Lake City: Academic Press, 2017: 163–181.

[69] Leinonen V, Vanninen R, Rauramaa T.Raised intracranial pressure and brain edema[J].Handb Clin Neurol, 2017, 145: 25–37.

[70] Jha RM, Kochanek PM, Simard JM.Pathophysiology and treatment of cerebral edema in traumatic brain injury[J].Neuropharmacology, 2019, 145(Pt B): 230–246.

[71] Hubbard JA, Binder DK.Astrocytes and epilepsy [M].Netherlands: Elsevier, 2016: 171–195.

[72] Papadopoulos MC, Manley GT, Krishna S, et al. Aquaporin–4 facilitates re–absorption of excess fluid in vasogenic brain edema[J]. FASEB J, 2004, 18(11): 1291–1293.

[73] Fukuda AM, Badaut J.Aquaporin 4: a player in cerebral edema and neuroinflammation[J]. J Neuroinflammation, 2012, 9: 279.

[74] Tourdias T, Mori N, Dragonu I, et al.Differential aquaporin 4 expression during edema build–up and resolution phases of brain inflammation[J].J Neuroinflammation, 2011, 8: 143.

[75] Tang Y, Wu P, Su J, et al.Effects of aquaporin–4 on edema formation following intracerebral hemorrhage[J].Exp Neurol, 2010, 223(2): 485–495.

[76] 张英翠, 储照虎. 脑出血后血肿周围水肿的形成机制 [J]. 国际老年医学杂志, 2015, 36(2): 81–85.

[77] 雷小燕, 鲁宏. 脑挫伤后损伤侧与非损伤侧脑组织病理变化及其意义 [J]. 中华创伤杂志, 2014, 30(8): 827–830.

[78] Gandham EJ, Vasudevan P, Moorthy RK, et al. Cortical Aquaporin–4 in relation to brain oedema and neurological function of cortical cryo–injured mice[J]. J Clin Neurosci, 2017, 44: 294–299.

[79] 李利锋, 鲁宏. 脑组织半暗带的病理、分子机制及影像表现的研究进展 [J]. 国际医学放射学杂志, 2016, 39(1): 18–22.

[80] Huanhuan Ren, Hong Lu. Dynamic features of brain edema in rat models of traumatic brain injury[J]. Neuro Report, 2019, 30(9): 605–611.

[81] Jianqiang Chen, Qingjie Xia, Hong Lu. Changes in AQP4 expression and the pathology of injured cultured astrocytes after AQP4 mRNA silencing[J]. Neuropsychiatry, 2017, 7(5): 640–646.

[82] Zhang Y, Wang J, Zhang Y, et al. Overexpression of long noncoding RNA Malat1 ameliorates traumatic brain injury induced brain edema by inhibiting AQP4 and the NF–κB/IL–6 pathway[J]. J Cell Biochem, 2019, 120(10): 17584–17592.

[83] Blixt J, Gunnarson E. Erythropoietin Attenuates the Brain Edema Response after Experimental Traumatic Brain Injury[J]. J Neurotrauma, 2018, 35(4): 671–680.

[84] Yin J, Zhang H, Chen H, et al. Hypertonic Saline Alleviates Brain Edema After Traumatic Brain Injury via Downregulation of Aquaporin 4 in Rats[J]. Med Sci Monit, 2018, 24(4): 1863–1870.

[85] Shahrokhi N, Khaksari M, AsadiKaram G, et al. Role of melatonin receptors in the effect of estrogen on brain edema, intracranial pressure and expression of aquaporin 4 after traumatic brain injury[J]. Iran J Basic Med Sci, 2018, 21(3): 301–308.

[86] Lu H, Lei XY, Hu H. Relationship between AQP4 expression and structural damage to the blood–brain barrier at early stages of traumatic brain injury in rats[J]. Chin Med J (Engl), 2013, 126(22): 4316–4321.

[87] Hu H, Lu H, He Z, et al. Gene interference regulates aquaporin–4 expression in swollen tissue of rats with cerebral ischemic edema: Correlation with variation in apparent diffusion coefficient[J]. Neural Regen Res, 2012, 7(21): 1659–1666.

[88] Clément T, Rodriguez–Grande B. Aquaporins in brain edema[J]. J Neurosci Res, 2020, 98(1): 9–18.

[89] Zhang C, Chen J. Expression of aquaporin–4 and

pathological characteristics of brain injury in a rat model of traumatic brain injury[J]. Mol Med Rep, 2015, 12(5): 7351–7357.

[90] Zheng H, Chen C, Zhang J, et al. Mechanism and Therapy of Brain Edema after Intracerebral Hemorrhage[J]. Cerebrovasc Dis, 2016, 42(3–4): 155–169.

[91] Jha RM, Kochanek PM. A Precision Medicine Approach to Cerebral Edema and Intracranial Hypertension after Severe Traumatic Brain Injury: Quo Vadis? [J]. Curr Neurol Neurosci Rep, 2018, 18(12): 105.

[92] Heiss WD. Malignant MCA Infarction: Pathophysiology and Imaging for Early Diagnosis and Management Decisions[J]. Cerebrovasc Dis, 2016, 41(1–2): 1–7.

[93] Manakkat Vijay GK, Hu C, Peng J, et al. Ammonia–Induced Brain Edema Requires Macrophage and T Cell Expression of Toll–Like Receptor 9[J]. Cell Mol Gastroenterol Hepatol, 2019, 8(4): 609–623.

[94] Kim JM, Bae JH, Park KY, et al. Incidence and mechanism of early neurological deterioration after endovascular thrombectomy[J]. J Neurol, 2019, 266(3): 609–615.

[95] McBride DW, Wang Y, Adam L, et al. Correlation Between Subacute Sensorimotor Deficits and Brain Edema in Rats after Surgical Brain Injury[J]. Acta Neurochir Suppl, 2016, 121: 317–321.

[96] Liu YL, Yuan F, Yang DX, et al. Adjudin Attenuates Cerebral Edema and Improves Neurological Function in Mice with Experimental Traumatic Brain Injury[J]. J Neurotrauma, 2018, 35(23): 2850–2860.

[97] Feng L, Sharma A, Niu F, et al. TiO$_2$–Nanowired Delivery of DL–3–n–butylphthalide (DL–NBP) Attenuates Blood–Brain Barrier Disruption, Brain Edema Formation, and Neuronal Damages Following Concussive Head Injury[J]. Mol Neurobiol, 2018, 55(1): 350–358.

[98] Riggle BA, Sinharay S, Schreiber–Stainthorp W, et al. MRI demonstrates glutamine antagonist–mediated reversal of cerebral malaria pathology in mice[J]. Proc Natl Acad Sci U S A, 2018, 115(51): E12024–E12033.

[99] Chen SF, Su WS, Wu CH, et al. Transcranial Ultrasound Stimulation Improves Long–Term Functional Outcomes and Protects Against Brain Damage in Traumatic Brain Injury[J]. Mol Neurobiol, 2018, 55(8): 7079–7089.

[100] Hatashita S, Hoff JT, Salamat SM. Ischemic brain edema and the osmotic gradient between blood and brain[J]. J Cereb Blood Flow Metab, 1988, 8(4): 552–559.

[101] Song Y, Liu B, Guan M Master of Medicine, Liu M. Successful treatment using apatinib in intractable brain edema: A case report and literatures review[J]. Cancer Biol Ther, 2018, 19(12): 1093–1096.

[102] Tanaka M, Ishihara Y, Mizuno S, et al. Progression of vasogenic edema induced by activated microglia under permanent middle cerebral artery occlusion[J]. Biochem Biophys Res Commun, 2018, 496(2): 582–587.

[103] Tini P, Nardone V, Pastina P, et al. Perilesional edema in brain metastasis from non–small cell lung cancer (NSCLC) as predictor of response to radiosurgery (SRS) [J]. Neurol Sci, 2017, 38(6): 975–982.

[104] Wang Y, Liu PP, Li LY, et al. Hypothermia reduces brain edema, spontaneous recurrent seizure attack, and learning memory deficits in the kainic acid treated rats[J]. CNS Neurosci Ther, 2011, 17(5): 271–280.

[105] Dong YS, Wang JL, Feng DY, et al. Protective effect of quercetin against oxidative stress and brain edema in an experimental rat model of subarachnoid hemorrhage[J]. Int J Med Sci, 2014, 11(3): 282–290.

[106] Sharma HS, Miclescu A, Wiklund L. Cardiac arrest–induced regional blood–brain barrier breakdown, edema formation and brain pathology: a light and electron microscopic study on a new model for neurodegeneration and neuroprotection in porcine brain[J]. J Neural Transm (Vienna), 2011, 118(1): 87–114.

[107] Shigemori Y, Katayama Y, Mori T, et al. Matrix metalloproteinase–9 is associated with blood–brain barrier opening and brain edema formation after cortical contusion in rats[J]. Acta Neurochir Suppl, 2006, 96: 130–133.

[108] Urday S, Beslow LA, Dai F, et al. Rate of Perihematomal Edema Expansion Predicts Outcome After Intracerebral Hemorrhage[J]. Crit Care Med, 2016, 44(4): 790–797.

[109] Arrillaga–Romany I, Norden AD. Antiangiogenic therapies for glioblastoma[J]. CNS Oncol, 2014, 3(5): 349–358.

[110] Rehman SU, Ahmad A, Yoon GH, et al. Inhibition of c–Jun N–Terminal Kinase Protects Against Brain Damage and Improves Learning and Memory After Traumatic Brain Injury in Adult Mice[J]. Cereb Cortex, 2018, 28(8): 2854–2872.

[111] Chavarria L, Oria M, Romero–Giménez J, et al. Brain magnetic resonance in experimental acute–on–chronic liver failure[J]. Liver Int, 2013, 33(2): 294–300.

[112] McBride DW, Jacob C, Doycheva D, et al. Changes in Brain Swelling and Infarction Volume over Four Days After Hypoxia Ischemia in Neonatal Rats[J]. Acta Neurochir Suppl, 2016, 121: 111–114.

[113] Mohammadi MT, Shid Moosavi SM, Dehghani GA. Contribution of nitric oxide synthase (NOS) activity in blood–brain barrier disruption and edema after acute ischemia/reperfusion in aortic coarctation–induced hypertensive rats[J]. Iran Biomed J, 2011, 15(1–2): 22–30.

[114] Butterworth RF. Hepatic encephalopathy: a central neuroinflammatory disorder [J] ? Hepatology, 2011, 53(4): 1372–1376.

[115] Qiu XX, Wang CH, Lin ZX, et al. Correlation of high delta–like ligand 4 expression with peritumoral brain edema and its prediction of poor prognosis in patients with primary high-grade gliomas[J]. J Neurosurg, 2015, 123(6): 1578–1585.

[116] Irvine HJ, Battey TW, Ostwaldt AC, et al. Early neurological stability predicts adverse outcome after acute ischemic stroke[J]. Int J Stroke, 2016, 11(8): 882–889.

[117] Karmacharya MB, Kim KH, Kim SY, et al. Low intensity ultrasound inhibits brain oedema formation in rats: potential action on AQP4 membrane localization[J]. Neuropathol Appl Neurobiol, 2015, 41(4): e80–e94.

[118] Huang LC, Liew HK, Cheng HY, et al. Brain Magnetic Resonance Imaging of Intracerebral Hemorrhagic Rats after Alcohol Consumption[J]. J Stroke Cerebrovasc Dis, 2018, 27(12): 3493–3502.

[119] Guo W, Feng G, Miao Y, et al. Rapamycin alleviates brain edema after focal cerebral ischemia reperfusion in rats[J]. Immunopharmacol Immunotoxicol, 2014, 36(3): 211–223.

[120] Butterworth RF. Neuroinflammation in acute liver failure: mechanisms and novel therapeutic targets[J]. Neurochem Int, 2011, 59(6): 830–836.

[121] Hong Lu, Yuefu Zhan, Ai Li. et al. AQP4–siRNA alleviates traumatic brain edema by altering post–traumatic AQP4 polarity reversal in TBI rats[J]. J Clin Neurosci, 2020, 81(11): 113–119.

[122] Foundation BT, AANS/CNS. Guidelines for the management of severe traumatic brain injury. Introduction[J]. J Neurotrauma, 2007, Suppl 1: S1–S2.

第 3 章　建立脑水肿的实验模型

一、离体胶质细胞水肿模型

星形胶质细胞是脑内数量最多的非神经元细胞，它的功能状态决定着脑内神经元的生存与转归，生理情况下它不仅有支持、营养神经元，参与维持水、电解质的平衡代谢和减轻谷氨酸的毒性等重要作用，而且还参与许多疾病的病理过程。超微结构显示，各种原因所致脑水肿时，早期主要表现为星形胶质细胞水肿。在一些病理情况，如脑缺血、脑损伤、血浆渗透压变化、脑出血、癫痫持续状态等状态下常出现星形胶质细胞水肿。因此，研究星形胶质细胞水肿的机制有重要的临床应用价值。建立离体胶质细胞水肿模型，从细胞水平阐明 AQP4 在脑水肿中的作用机制是基础研究的重要环节。现就常用的 3 种模型进行概述。

（一）星形胶质细胞的体外培养和鉴定

取 0—2 日龄新生 Wistar 大鼠，断头取皮质组织，浸入 D-Hanks 液中轻轻地剥除脑膜和血管，用 D-Hanks 液冲洗 2 遍，反复轻柔吹打制成细胞悬液（$\leqslant$ 1mm^3），过滤，收集滤液，转入 70ml 培养瓶中，37℃，5% CO_2 孵箱培养 24h，细胞贴壁后换液继续培养，待细胞生长至约 80% 融合后（12～14d），0.25% 胰酶消化细胞、传代，得到纯化的星形胶质细胞。星形胶质细胞鉴定采用免疫细胞化学方法（图 3-1 和图 3-2），一抗为 GFAP 抗体，星形胶质细胞纯度达 95% 以上。本实验均使用培养第 3 代的星形胶质细胞（图 3-3）。

1. 星形胶质细胞缺氧模型的制备及分组

将含有生长良好星形胶质细胞的培养基取出，弃去原培养液，加入低糖无血清的 DMEM 培养液，2 盘为 1 组，随机分为 8 组，一组为对照组，放在 37℃，5% CO_2 培养箱中培养。其余 7 组作为实验组，分别缺氧培养 15min、30min、1h、2h、4h、6h、12h。采用 Mccoy 等方法用 $CoCl_2$ 溶液（100μmol/L）制作缺氧模型。

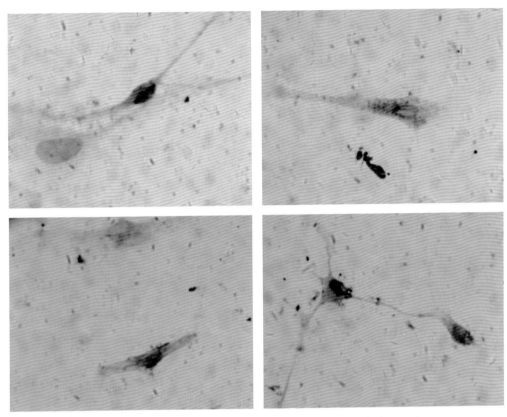

▲ 图 3-1　**GFAP 免疫细胞化学鉴定：正常星形胶质细胞（1000×）**

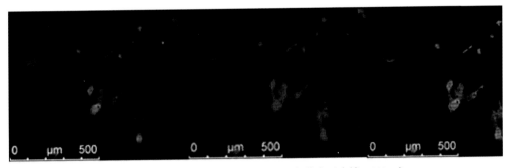

▲ 图 3-2　**胶质细胞 GFAP-AQP4 双标鉴定（光镜，200×）**

绿色 . GFAP；红色 . AQP4；棕红色 . 两图叠加

2. 星形胶质细胞损伤模型的制备及分组

预先将盖片的两直角边分别以 0.5cm 的间距做上标记并消毒待用，将第 3 代细胞做成细胞爬片，待细胞 80% 融合后，在超净工作台内，用 10μl 的微量移液器塑料枪头，直视下沿着细胞爬片的各标记进行纵横切割损伤，使损伤程度和范围基本保持一致。损伤后，加入 D-Hanks 液，清理细胞碎片，然后加入完全培养基，放

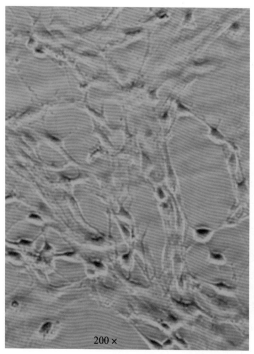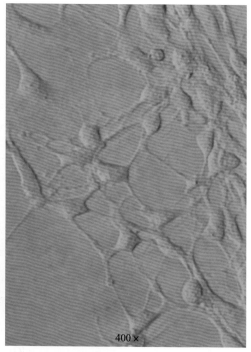

200×　　　　　　　　　400×

▲ 图 3-3　倒置显微镜：第三代星形胶质细胞形态
图示胞体光滑，胞质丰富，有柔和的折光性、突起丰富、成簇生长

入一氧化碳（carbon monoxide，CO）孵箱继续培养。数字表法随机分组：对照组（不给予任何处理）、损伤组、安慰剂组（无意义 siRNA-AQP4）及干扰组（siRNA-AQP4），按划伤时间又各分 7 个亚组：1h、3h、6h、12h、24h、48h、72h，于各时间点取出细胞爬片，用 4% 多聚甲醛固定。

3. 星形胶质细胞渗透压模型的制备及分组

按照正常人体的血浆渗透压的标准（280～320mmol/L）设计 3 组低于正常范围的低渗液和 3 组高于正常范围的高渗液。用无菌不同量的去离子水与新鲜 DMEM 混合（不含小牛血清）配制不同渗透压溶液。低渗液的配制：培养液中的渗透压分别调至 268mmol/L、254mmol/L、240mmol/L；高渗液的配制：培养液中的渗透压分别调至 320mmol/L、333mmol/L、345mmol/L（NIKKISOOSA-21 型渗透压计，日本，正常 DMEM 渗透压为 282.5mmol/L）。将星形胶质细胞接种在 24 孔板中，每孔均放有盖玻片，星形胶质细胞生长在盖玻片上，达 80%～90% 融合后，置换为低渗液后按预设的时间继续培养。实验分为对照组和低渗组和高渗组，每组重复细胞孔数为 6，每组分为 3h、6h、12h、24h 共 4 个时间点。对照组以常规 DMEM 培养。

（二）有效 siRNA- 水通道蛋白 -4 序列筛选

1. 首先用 RT-FG-PCR 检测在缺氧环境下星形胶质细胞 AQP4 基因表达最明显的时相点。

结果显示：缺氧后 1h 后 AQP4 基因表达最高。

2. 将已构建好的表达 siRNA-AQP4 的脂质体转染到星形胶质细胞。使用 QIAGEN plasmid mini kit（Cat.No：12123）试剂盒进行质粒提取，选生长状态良好的细胞接种，当细胞密度为 80% 时进行转染，当细胞密度达到 90% 时，通过 RT-FQ-PCR 选出 1 条最好的 siRNA-AQP4 序列，制备 siRNA-AQP4 脂质体。

3 条 AQP4 siRNA、阴性对照、阳性对照及荧光标记基因片段核苷酸序列如下。

AQP4-772　　　5′-3′　CAAAGUCGCCUAAAGGAATT
　　　　　　　　　　　UUCCUUUAGGCGACGUUUAG

AQP4-597　　　5′-3′　GACAUUUGUUUGCAAUCAATT
　　　　　　　　　　　UUGAUUGCAAACAAAUGUCCA

AQP4-153　　　5′-3′　GCGUGGGAUCCACCAUUAATT
　　　　　　　　　　　UUAAUGGUGGAUCCCACGCTG

阴性对照

Sense　　　　5′-UUCUCCGAACGUGUCACGUTT-3′

Anti-sense　　5′-ACGUGACACGUUCGGAGAATT-3′

GAPDH 阳性对照

Sense　　　　5′-GUAUGACAACAGCCUCAAGTT-3′

Anti-sense　　5′-CUUGAGGCUGUUGUCAUACTT-3′

阴性对照 FAM

Sense　　　　5′-UUCUCCGAACGUGUCACGUTT-3′

Anti-sense　　5′-ACGUGACACGUUCGGAGAATT-3′

检测上述各组对星形胶质细胞缺氧 1h（基因表达最明显时相点）的 AQP4 mRNA 表达的抑制效果。

结果显示：siRNA-AQP4-597 抑制 AQP4 基因的表达效率最高。

（三）确定 siRNA-AQP4 脂质体转染的最佳浓度和转染率

结果显示：最佳浓度是 1μl/1μl（siRNA/L-2000）。经转染 siRNA-AQP4 脂质体后，星形胶质细胞 AQP4 mRNA 在缺氧 4h 表达最高，6h 表达水平下降，12h 表达水平再次升高。较单纯缺氧未加干扰时 AQP4 mRNA 水平升高延迟了 3h（缺氧 1h AQP4 mRNA 表达最明显）。转染效率最高在 4～6h。其他模型（损伤、渗透压改变）的处理方法参照此操作。

（四）AQP4 mRNAi 沉默处理的星形胶质细胞模型制备及分组

将已合成好的干扰效率最高的 siRNA–AQP4（AQP4–597）脂质体转入体外培养的缺氧星形胶质细胞模型，分为缺氧组（不加 siRNA–AQP4 脂质体）：15min、30min、1h、2h、4h、6h、12h；干扰组（加 siRNA–AQP4 脂质体）：15min、30min、1h、2h、4h、6h、12h；对照组：不加任何干预。胶质细胞损伤、渗透压模型的处理方法参照此操作。

（五）细胞形态学观察

对试验各组细胞进行倒置显微镜形态学观察；同时用苏木精 – 伊红（hematoxylin-eosin，HE）染色及透射电镜观察星形胶质细胞的病理和超微结构改变（图 3-4 至图 3-7）。

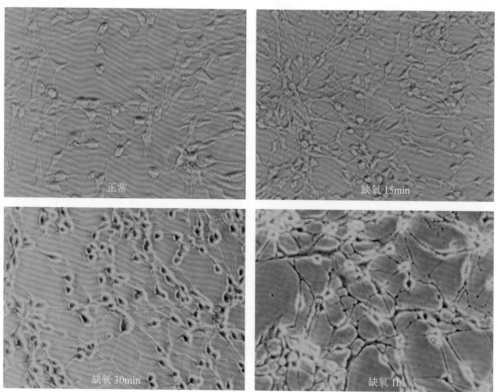

▲ 图 3-4　倒置显微镜（100×）

图示胶质细胞随缺氧时间延长，水肿加重

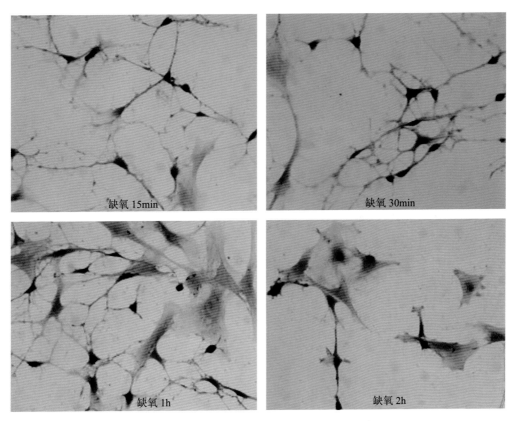

▲ 图 3-5　缺氧时细胞组织变化（HE，400×）

缺氧 15min 少许胶质细胞出现细胞内水肿，随时间延长细胞内水肿逐渐加重。在缺氧 1h、2h 变化最明显，细胞肿胀明显，部分细胞质基质除空泡增多外，还可见细小的嗜碱性颗粒

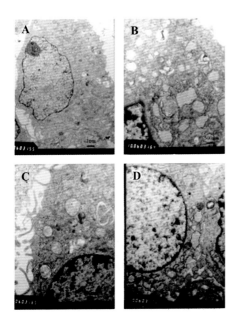

◀ 图 3-6　透射电镜观察损伤胶质细胞形态（电镜，6000×）

A. 对照组，电镜下的正常胶质细胞；B. 损伤组；C. 安慰剂组，B 和 C 组均见明显的线粒体肿胀；D. 干扰组，见线粒体肿胀明显减轻

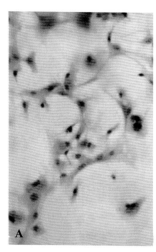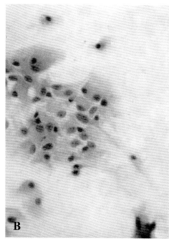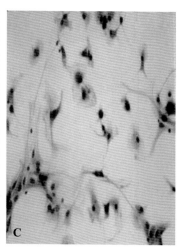

▲ 图 3-7　渗透压所致胶质细胞形态改变（HE，200×）

A. 正常渗透压（280～320mmol/L）时正常胶质细胞；B. 在低渗液（254mmol/L）作用 3h 后的星形胶质细胞肿胀；C. 在高渗液（333mmol/L）作用 12h 后的星形胶质细胞脱水、皱缩

其余检测方法详见第 4 章。

二、建立细胞内水肿的动物模型

临床上，随病程发展往往各种类型水肿并存、相继发生或严重程度此消彼长，以细胞毒性（内）水肿和血管源性水肿常见。在脑受损早期则是以某一种类型水肿出现，如脑缺血缺氧早期是细胞内水肿，早期脑损伤则是血管源性水肿，脑肿瘤所致的脑水肿是以血管源性水肿为主。迄今为止，科学研究时建立动物模型仍以常见并公认的经典的细胞毒性（内）水肿和血管源性水肿模型为主。先介绍细胞内水肿的动物模型——大脑中动脉栓塞（middle cerebral artery occlusion，MCAO）模型，然后介绍血管源性水肿动物模型——脑创伤模型。

（一）材料

成年 SD 大鼠体重 280～300g，雄性；栓塞线的制备：直径 0.24～0.26mm 鱼线，其末端蘸蜡，长 1.8～2.4cm（依体重而异），放入 0.1% 多聚 -L- 赖氨酸浸泡过夜，60℃烤箱 2h 备用，小动物吸入式麻醉系统（V-1，Vetequip 公司，USA），光纤冷光源（76301，深圳市瑞沃德生命科技有限公司），显微手术器械包，无菌纱布，灭菌棉球，10% 水合氯醛，安尔碘皮肤消毒液。

（二）操作方法

术前动物禁食 12h，手术操作参照 Benes 等方法并加以改进。先用 10% 水合氯醛（40mg/kg）腹腔注射麻醉动物，颈部正中偏右侧切口长约 2.0cm，逐层分离胸骨 - 舌骨肌、肩胛 - 舌骨肌、胸骨乳突肌、锁骨乳突肌和二腹肌等肌肉；并保护气管、迷走神经、交感神经和舌咽神经丛，显露右颈总动脉、右颈内动脉和右颈外动脉，用 3.0 的外科手术丝线分别结扎右颈外动脉和右颈总动脉，动脉夹夹闭右侧颈内动脉根部，在右颈总动脉分叉下端打一松结，在右颈总动脉近分叉稍下端处剪一 V 形切口，松开动脉夹，栓塞线由 V 形切口插入抵达颅内颈内动脉发出大脑中动脉处（长 0.18～0.24cm，依体重而异），在 V 形切口上方结扎右侧颈总动脉并固定鱼线，缝合皮肤。实验中维持体温于 25～27℃，术后腹腔注射适量抗生素（每只动物注射青霉素 50U）（图 3-8）。

（三）建模成功判定方法

1. 动物神经功能判定

按照以下 Zealonga 评分标准进行动物神经功能判定。

0 分：无神经缺损症状，活动正常。

1 分：不能完全伸展对侧前肢（轻度局灶性神经功能缺损）。

2 分：行走时身体向偏瘫侧转圈（中度局灶性神经功能缺损）。

3 分：行走时向偏瘫侧倾倒（重度局灶性神经功能缺损）。

4 分：不能自发行走，意识丧失。

0～1 分可能为插线未能插到大脑中动脉或者未将大脑中动脉完全阻塞；2～4 分

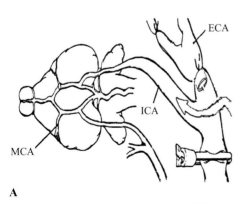
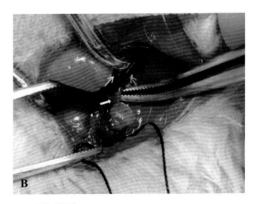

▲ 图 3-8　MCAO 动物模型

A. MCAO 动物模型示意图；B. MCAO 动物模型。蓝箭示颈外动脉，白燕尾箭示颈总动脉。ICA. 颈内动脉；ECA. 颈外动脉；MCA. 大脑中动脉

为较明确阻塞了大脑中动脉所表现出的神经系统症状，表明建模成功。

2. TTC 染色

2, 3, 5- 三苯基氯化四氮唑（2, 3, 5-triphenyl-2H-tetrazolium chloride，TTC）为生物学实验中常用的四唑盐，可分别被活细胞中的脱氢酶还原生成红色或紫色的甲䐵类物质而沉积，使组织和细胞显示出相应的颜色；而死亡的细胞和组织不能使其还原，则保持本来的灰白色，即大脑中动脉栓塞侧（建模成功）呈灰白色（图 3-9）。

3. 病理学观察

(1) 光镜下细胞形态改变：建模成功时在 MCAO 后 15min 即可见缺血区少量神经细胞肿胀，胞质嗜伊红染色变浅，形态变圆，体积增大；30min 时，光镜下见细胞核深染，细胞可见气球样变（图 3-10）；1h 时核固缩、神经细胞肿胀变形为角形或扇形、细胞周出现透光带，细胞间隙变小，但细胞膜仍完整。

(2) 投射电镜下细胞器形态改变：在 MCAO 后 15min、30min，线粒体肿胀（图 3-11）、嵴变形、内质网扩张、核肿大；1h 时，细胞器肿胀进一步加重，但细胞膜尚完整。星形胶质细胞足突肿胀并压迫毛细血管，使管腔变窄甚至闭塞，胞质部分呈空泡样改变，粗面内质网进一步增宽。

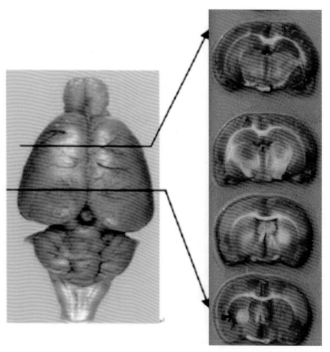

▲ 图 3-9　TTC 染色

大脑断层切片示右侧灰白色部分为缺血区（黑燕尾箭）

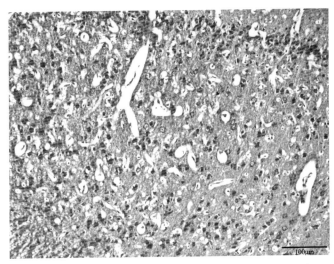

▲ 图 3-10　**MCAO 30min 出现细胞内水肿（HE，200×）**
图示胶质细胞气球样变

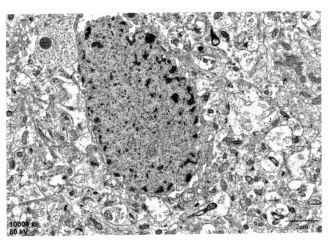

▲ 图 3-11　**MCAO 30min 出现细胞内线粒体肿胀（TEM，6000×）**

4. 多模态 MR 影像学表现

DWI 序列对超急性脑梗死（＜ 6h）所致的细胞内水肿高度敏感，在成功建模后 15min DWI 序列上出现相应缺血区高信号，这是由于细胞内水肿致水分子弥散受限制和细胞间隙的游离水减少使 ADC 值降低所致，在 DWI 序列出现高信号的同时 ADC 值下降；而 T_2WI、T_2FLAIR 序列均未见异常信号（图 3-12）。

（四）大脑中动脉栓塞建模失败常见原因

1. 麻醉过量

实验前期操作不熟练而致水合氯醛放置时间过长，避光不完全，难以掌控合适

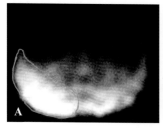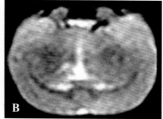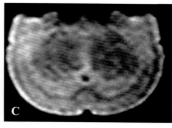

▲ 图 3-12　**MCAO 15min 多模态 MR 影像学表现**
A. DWI，b 值 =600；B. T₂WI；C. T₂FLAIR。DWI 呈高信号（细胞内水肿），而 T₂WI 及 T₂FLAIR 未见异常

的麻醉剂量，使得给药剂量加大，出现麻醉过量。

2. 窒息

分离血管时对气管和迷走神经刺激过多过重，没有保护好迷走神经，致使大鼠呼吸加深加快，呼吸道产生大量的分泌物，引发大鼠窒息、死亡。

3. 蛛网膜下腔出血

在栓线插入过程中，栓线插入的深度过深，且用力过猛，遇阻力时栓线在血管里反复进退，造成蛛网膜下腔出血。

4. 形成血栓

栓线插入过程中损伤血管内皮，致血小板的聚集，形成血栓，堵塞重要血管。

5. 大出血

造模过程中手法操作不当而导致的大出血，多见于分离颈部血管时血管破裂出血、血管夹闭不全出血、多次插入线栓出血等，导致失血量过多，造成大鼠死亡。

6. 感染

因手术创伤，术后抵抗力低下，手术过程中没有严格执行无菌操作，术后没有积极预防感染。

7. 脑水肿

当脑组织缺血时，会导致大量的组织液渗出，颅内压增高，压迫呼吸中枢，导致大鼠死亡。

三、建立血管源性水肿的动物模型

血管源性水肿动物模型是以脑创伤模型的早期（＜ 1h）为观察点。具体建模如下。

（一）材料

成年雄性 Wistar 大鼠，PinPoint TM 颅脑创伤撞击器（PinPoint™，Hatteras 公司，USA），立体定位仪（ST-7Setagaya-Ku，Tokyo-Japan），小动物吸入式麻醉系统（V-1，Vetequip 公司，USA），光纤冷光源（76301，深圳市瑞沃德生命科技有限公司），牙科台式电钻机（307-2B，上海岭之崎精密工具技术有限公司），显微手术器械包，无菌纱布，灭菌棉球，骨蜡，10% 水合氯醛，安尔碘皮肤消毒液。

（二）操作方法

用 PinPointTM 颅脑创伤撞击器（Hatteras，USA），依据改良的 Feeney 法及建立中度脑创伤模型（中度脑创伤参数：撞击速度 2.5m/s，撞击深度 4.0mm，撞击时间 0.85s，撞击头直径为 4mm，创伤时同时有皮髓质损伤，但无明显脑内血肿）。首先用 10% 水合氯醛（0.4ml/100g）对大鼠行腹腔麻醉。然后用碘伏或安尔碘皮肤消毒剂对大鼠头部进行消毒处理、备皮，沿正中线切开头皮长约 2.0cm，应用牙科台式电钻机（307-2 B 性，上海岭之崎精密工具技术有限公司），直径为 1.5mm 钻头于前囟后 2.5mm、矢状线右 2.5mm 处钻开颅骨并确保硬脑膜完整，用蚊式血管钳钻开直径约 5mm 的骨窗，然后将大鼠以俯卧位固定，头部置于立体定位仪（ST-7Setagaya-Ku，Tokyo，Japan）固定后按照中度脑创伤模型参数进行脑创伤，创伤后以骨蜡封闭骨窗，缝合头皮再进行保暖处理；对照组除打开颅骨窗不撞击的处理方式外，余操作同创伤组；安慰剂治疗组使用规格为 25μl 的微型注射器（宁波市镇海玻璃仪器厂）吸取 20μl 不含 RNAi-AQP4 干扰片段的脂质体溶液，以匀速于 20min 内注入大脑侧脑室后，留针 5min 后拔出，随后骨蜡封闭骨窗，止血后缝合头皮，消毒术区，标记大鼠后以热水袋保温，将实验中维持体温于 25～27℃，术后腹腔注射适量抗生素（每只注射青霉素 50U，图 3-13 和图 3-14）。

（三）脑创伤模型分度

为了增加实验观察的准确性和可重复性，鲁宏团队应用 PinPoint™ 颅脑创伤撞击器对大鼠进行脑创伤实验，探索出了大鼠脑创伤分度标准，分为轻、中、重度三种。

轻度：仅有脑皮质损伤，脑创伤参数：撞击速度 2.5m/s，撞击深度 1.5～2.0mm，撞击时间 0.1s，撞击头直径为 4mm。

中度：有脑皮质、髓质损伤，创伤参数：撞击速度 2.5m/s，撞击深度 2.5～3.0mm，撞击时间 0.1s，撞击头直径为 4mm。

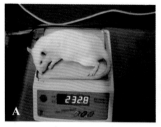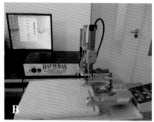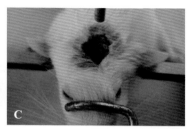

▲ 图 3-13　建立大鼠中度脑创伤模型

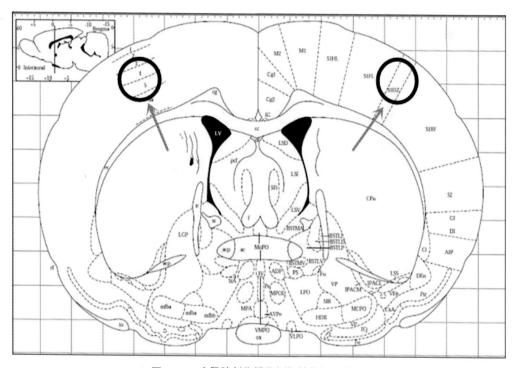

▲ 图 3-14　大鼠脑创伤损伤侧与镜像侧（模式图）

重度：有脑皮质、髓质及深部核团损伤，可见脑组织膨出、脑室出血及颅内血肿。脑创伤参数：撞击速度 2.5m/s，撞击深度 3.5～4.0mm，撞击时间 0.1s，撞击头直径为 4mm。

实验通常采用中度大鼠脑创伤模型，其优点是既有皮质、髓质损伤，又无脑血肿对 MR 成像的干扰，有利于稳定实验结果（图 3-15）。

（四）建模成功判定方法

1. 病理学观察（图 3-16）

(1) 大体病理观察：颅骨局限性缺损（直径约 5mm），同时有皮质、髓质损伤，但硬脑膜完整，无明显脑内血肿。

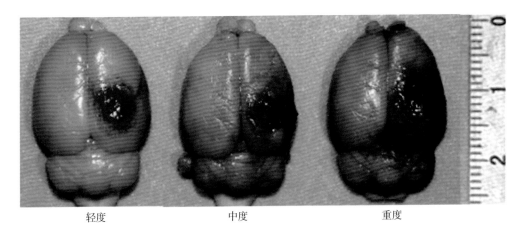

轻度　　　　　　　　中度　　　　　　　　重度

▲ 图 3–15　大鼠脑创伤分度大体标本

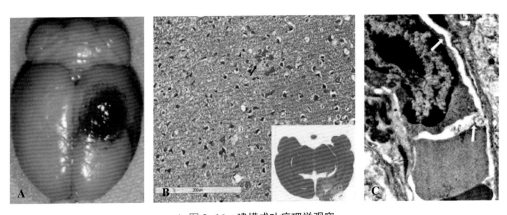

▲ 图 3–16　建模成功病理学观察

A. 大鼠脑创伤中度大体标本；B. 同一部位光镜图（HE，200×）；C. 透射电镜图（6000×），血管源性水肿，血脑屏障破坏（白箭）

(2) 光镜下细胞形态改变：在脑创伤 1h 脑损伤区血管周建大量红细胞渗出，血管受压变形。

(3) 电镜下细胞器形态改变：在脑创伤 1h 内见部分细胞膜破裂，核溶解，胞质内出现髓样结构，血脑屏障明显破坏。

2. 血管源性水肿的影像学表现

损伤区在 DWI 序列出现高信号，ADC 值升高。T_2WI、T_2FLAIR 序列均呈高信号，磁敏感加权成像（susceptibility–weighted imaging，SWI）呈低信号。

（五）脑创伤建模失败的常见原因

1. 麻醉过量

实验前期操作不熟练，水合氯醛剂量加大，出现麻醉过量。

2. 创伤程度过重

造模过程中创伤力量过大而导致大出血，甚至发生重度脑水肿多造成大鼠死亡。

3. 感染致动物死亡

因手术创伤，术后抵抗力低下，手术过程中没有严格执行无菌操作，术后没有积极预防感染。

4. 术中、术后温度太低

一般将室温维持在 27℃，太低会导致动物死亡。

（何占平　鲁　宏）

参 考 文 献

[1] Kimelberg HK. Current concepts of brain edema[J]. J Neurosurg, 1995, 83(6): 1051-1059.

[2] Lu H, Sun SQ. A correlative study between AQP4 expression and the manifestation of DWI after the acute ischemic brain edema in rats[J]. Chin Med J (Engl), 2003, 116(7): 1063-1069.

[3] 鲁宏, 胡惠, 杨娜, 等. 水通道蛋白-4 在大鼠急性脑缺血再灌注脑组织中的表达 [J]. 解剖学杂志, 2008, 31(1): 47-50.

[4] 李燕华, 孙善全. 低渗液对 AQP4 蛋白在体外培养星形星形胶质细胞中的表达变化 [J]. 中国急救医学, 2004, 24(2): 87-89.

[5] Nicchia GP, Frigeri A, Liuzzi GM, et al. Inhibition of aquaporin-4 expression in astrocytes by RNAi determines alteration in cell morphology, growth, and water transport and induces changes in ischemia-related genes[J]. FASEB J, 2003, 17(11): 1508-1510.

[6] McCoy E, Sontheimer H. MAPK induces AQP1 expression in astrocytes following injury[J]. Glia, 2010, 58(2): 209-217.

[7] Bunn HF, Poyton RO. Oxygen sensing and molecular adaptation to hypoxia[J]. Physiol Rev, 1996, 76(3): 839-885.

[8] 赵彤, 于顺, 徐艳玲, 等. 氯化钴预处理减轻缺氧复氧后大鼠海马神经元的凋亡 [J]. 解剖学报, 2003, 34(5): 462-466.

[9] 王艳竹, 刘群, 孟繁峥, 等. 体外缺氧/复氧对星形胶质细胞 AQP4 表达的影响及葛根素干预的实验研究 [J]. 中国现代医药杂志, 2009, 11(7): 5-8.

[10] Badaut J, Lasbennes F, Magistretti PJ, et al. Aquaporins in brain: distribution, physiology, and pathophysiology[J]. J Cereb Blood Flow Metab, 2002, 22(4): 367-378.

[11] 鲁宏, 熊仁平, 胡惠, 等. 水通道蛋白-4 在脑缺血半暗带组织中的表达 [J]. 中华放射学杂志, 2005, 39(6): 604-607.

[12] Manley GT, Fujimura M, Ma T, et al. Aquaporin-4 deletion in mice reduces brain edema after acute water intoxication and ischemic stroke[J]. Nat Med, 2000, 6: 159-163.

[13] 李燕华, 王铁建, 李吕力. 水通道蛋白-9 在早期缺血性脑水肿中的表达变化 [J]. 中国急救医学, 2008, 28(6): 519-522.

[14] Lehmann GL, Gradilone SA, Marinelli RA. Aquaporin water channels in central nervous system [J]. Curr Neurovasc Res, 2004, 46(1): 293-306.

[15] Fazzina G, Amorini AM, Marmarou CR, et al. The protein kinase C activator phorbol myristate acetate decreases brain edema by aquaporin 4 down regulation after middle cerebral artery occlusion in the rat [J]. J Neurotrauma, 2010, 27(2): 453-461.

[16] Justin WC Leunga, Stephen SM Chung, Sookja K Chung. Endothelial endothelin-1 over-expression using receptor tyrosine kinase tie-1 promoter leads to more severe vascular permeability and blood brain barrier breakdown after transient middle cerebral artery occlusion [J]. Brain Resurch, 2009, 1266 (2): 121-129.

[17] Yamamoto N, Yoneda K, Asai K, et al. Alterations in the expression of the AQP family in cultured rat astrocytes during hypoxia and reoxygenation [J]. Brain Res Mol Brain Res, 2001, 90(2): 262-238.

[18] 李燕华, 韦俊杰, 周礼圆, 等. 抑制 MMP-9 表达与大鼠氧糖剥夺后星形胶质细胞 AQP4 的表达变化 [J]. 中国老年学杂志, 2020, 40(13):

2839–2842.

[19] 范秉林，韦俊杰，李燕华，等. 星形胶质细胞缺氧缺糖后 PKC PKA PKG CaMK Ⅱ 表达的变化及对 AQP4 的影响 [J]. 中国临床新医学，2019, 12(12): 1276–1279.

[20] 程雪，罗玉敏，吉训明. 水通道蛋白 AQP4 调节星形胶质细胞功能和在脑缺血损伤中的研究进展 [J]. 中国脑血管病杂志，2016, 13(9): 497–501.

[21] Baron JC, Yamauchi H, Fujioka M, et al. Selective neuronal loss in ischemic stroke and cerebrovascular disease[J]. J Cereb Blood Flow Metab, 2014, 34(1): 2–18.

[22] Krupinski J, Kaluza J, Kumar P, et al. Prognostic value of blood vessel density in ischaemic stroke[J]. Lancet, 1993, 342(8873): 742.

[23] Marchal G, Serrati C, Rioux P, et al. Pet imaging of cerebral perfusion and oxygen consumption in acute ischaemic stroke: Relation to outcome[J]. Lancet, 1993, 341(8850): 925–927.

[24] Krupinski J, Kaluza J, Kumar P, et al. Role of angiogenesis in patients with cerebral ischemic stroke[J]. Stroke, 1994, 25(9): 1794–1798.

[25] Bosoi CR, Rose CF. Brain edema in acute liver failure and chronic liver disease: Similarities and differences[J]. Neurochem Int, 2013, 62（4）: 446–457.

[26] Raboel PH, Bartek J Jr, Andresen M, et al. Intracranial Pressure Monitoring: Invasive versus Non–Invasive Methods–A Review[J]. Crit Care Res Pract, 2012, 2012: 950393.

[27] Kuramatsu JB, Huttner HB, Schwab S.Advances in the management of intracerebral hemorrhage[J]. J Neural Transm, 2013, 120 Suppl 1: S35–S41.

[28] Wright G, Sharifi Y, Jover–Cobos M, et al. The brain in acute on chronic liver failure[J]. Metab Brain Dis, 2014, 29(4): 965–973.

[29] Raslan A, Bhardwaj A. Medical management of cerebral edema[J]. Neurosurg Focus, 2007, 22(5): E12.

[30] Walcott BP, Kahle KT, Simard JM. Novel treatment targets for cerebral edema[J]. Neurotherapeutics, 2012, 9(1): 65–72.

[31] Michinaga S, Koyama Y. Pathogenesis of brain edema and investigation into anti–edema drugs[J]. Int J Mol Sci, 2015, 16(5): 9949–9975.

[32] Thrane AS, Rangroo Thrane V, Nedergaard M. Drowning stars: reassessing the role of astrocytes in brain edema[J]. Trends Neurosci, 2014, 37(11): 620–628.

[33] Kahle KT, Simard JM, Staley KJ, et al. Molecular mechanisms of ischemic cerebral edema: role of electroneutral ion transport[J]. Physiology (Bethesda), 2009, 24: 257–265.

[34] Rabinstein AA. Treatment of brain edema in acute liver failure[J]. Curr Treat Options Neurol, 2010, 12(2): 129–141.

[35] Liang D, Bhatta S, Gerzanich V et al. Cytotoxic edema: mechanisms of pathological cell swelling[J]. Neurosurg Focus, 2007, 22(5): E2.

[36] He ZP, Lu H.Aquaporin–4gene silencing protects injured neurons after early cerebral infarction[J]. Neural Regen Res, 2015, 10(7): 1082–1087.

[37] 马雁鸿，蒋佳，刘雷，等. 线栓法制备 MCAO 大鼠模型过程中相关影响因素探析 [J]. 辽宁中医杂志，2020, 47(4): 186–188.

[38] Wolburg H, Noell S, Mack A, et al. Brain endothelial cells and the glio–vascular complex[J]. Cell Tissue Res, 2009, 335(1): 75–96.

[39] Cheng G, Kong RH, Zhang LM, et al. Mitochondria in traumatic brain injury and mitochondrial–targeted multipotential therapeutic strategies[J]. Br J Pharmacol, 2012, 167(4): 699–719.

[40] Walker KR, Tesco G. Molecular mechanisms of cognitive dysfunction following traumatic brain injury[J]. Front Aging Neurosci, 2013, 5: 29.

[41] Weiss N, Miller F, Cazaubon S, et al. The blood–brain barrier in brain homeostasis and neurological diseases[J]. Biochim Biophys Acta, 2009, 1788(4): 842–857.

[42] Lu H, Zhan Y, Ai L. et al. AQP4–siRNA alleviates traumatic brain edema by altering post–traumatic AQP4 polarity reversal in TBI rats[J]. J Clin Neurosci, 2020, 81(11): 113–119.

[43] Guan Y, Li L, Lu H, et al. Effect of AQP4–RNAi in treating traumatic brain edema: Multi–modal MRI and histopathological changes of early stage edema in a rat model[J]. Exp Ther Med, 2020, 30(1): 1–8.

[44] Ren H, Lu H. Dynamic features of brain edema in rat models of traumatic brain injury[J]. NeuroReport, 2019, 30(9): 605–611.

[45] 雷小燕，鲁宏. 脑挫伤后损伤侧与非损伤侧脑组织的病理变化及其意义 [J]. 中华创伤杂志，2014, 30(8): 827–830.

[46] 雷小燕，鲁宏.AQP4 在早期创伤性脑水肿组织中的表达研究进展 [J]. 国际检验医学杂志，2014, 35（7）: 371–373.

[47] Jian–Qiang Chen, Cheng–Cheng Zhang, Hong Lu, et al. Assessment of traumatic brain injury degree in animal model[J]. Asian Pacific Journal of Tropical Medicine, 2014, 7(12): 991–995.

第 4 章 研究方法综述

一、病理观察

（一）概述

病理学科是一门基础与临床之间起着桥梁作用的重要学科，是研究疾病的发生机制、形态结构与代谢功能变化，揭示疾病发生、发展及转化规律，阐明疾病本质的一门基础医学。病理技术是病理学的一个重要分支，是病理学研究中的方法学，是病理诊断的重要手段。病理观察是利用现有的病理技术对疾病发生过程中的组织结构进行研究的重要方法，任何病理诊断都离不开它，尤其在脑水肿的分型诊断中特别重要。常用的有光学显微镜和电子显微镜观察。

（二）光学显微镜

光学显微镜（optical microscope，OM）是利用光学原理，把人眼所不能分辨的微小物体放大成像，以供人们提取微细结构信息的光学仪器。光学显微镜有多种分类方法，按使用目镜的数目可分为双目和单目显微镜；按图像是否有立体感可分为立体视觉和非立体视觉显微镜；按观察对象可分为生物和金相显微镜等；按光学原理可分为偏光、相衬和微差干涉对比显微镜等；按光源类型可分为普通光、荧光、红外光和激光显微镜等；按接收器类型可分为目视、摄影和电视显微镜等。常用的光学显微镜主要是双目体视显微镜、金相显微镜、偏光显微镜、紫外荧光显微镜等。

1. 双目体视显微镜

双目体视显微镜是利用双通道光路，为左右两眼提供一个具有立体感的图像。它实质上是两个单镜筒显微镜并列放置，而光学显微镜是利用光学原理，把人眼所不能分辨的微小物体放大成像，以达到观察微细结构信息。双目体视光学显微镜的光学结构与普通光学显微镜不同，体视显微镜的成像特点具有三维立体感，故又被称"实体显微镜"或"解剖镜"，而普通光学显微镜的成像则不具备此功能。双目体视显微镜因具备立体感强，成像清晰和宽阔，长工作距离，操作方便，直观，检定效率高等优点，被广泛应用在工业、地质等理工科行业。

2.金相显微镜

金相显微镜主要用来鉴定和分析金属内部结构组织，是金属学研究金相的重要仪器，是工业部门鉴定产品质量的关键设备，专门用于观察金属和矿物等不透明物体金相组织的显微镜。这些不透明物体无法在普通的透射光显微镜中观察，故金相和普通显微镜的主要差别在于前者以反射光，而后者以透射光照明。另外，金相显微镜不仅可以看金相组织，还可以看微型芯片、晶元、金属粉末，还有肉眼不可见的线路板的符号、线路等（图 4-1 和图 4-2）。

3.偏光显微镜

偏光显微镜是利用光的偏振特性对具有双折射性物质进行研究鉴定的必备仪器，可供用户做单偏光观察、正交偏光观察和锥光观察。用于研究所有透明与不透明各向异性材料的一种显微镜，在地质学等理工科专业中有重要应用。凡具有双折射的物质，在偏光显微镜下能清楚分辨。

4.紫外荧光显微镜

紫外荧光显微镜以紫外线为光源，用以照射被检物体，使之发出荧光，然后在显微镜下观察物体的形状及其所在位置。荧光显微镜用于研究细胞内物质的吸收、运输、化学物质的分布及定位等（图 4-3 至图 4-5）。

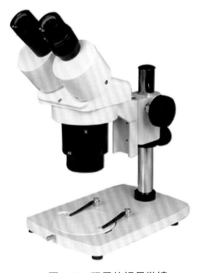

▲ 图 4-1 双目体视显微镜

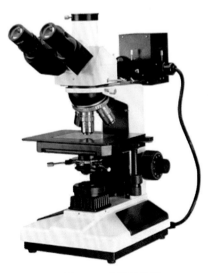

▲ 图 4-2 金相显微镜

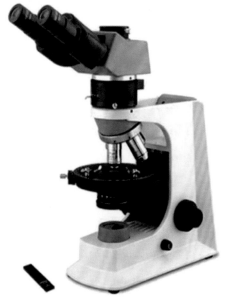

▲ 图 4-3　偏光显微镜

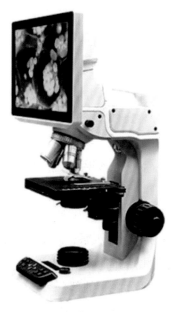

▲ 图 4-4　紫外荧光显微镜

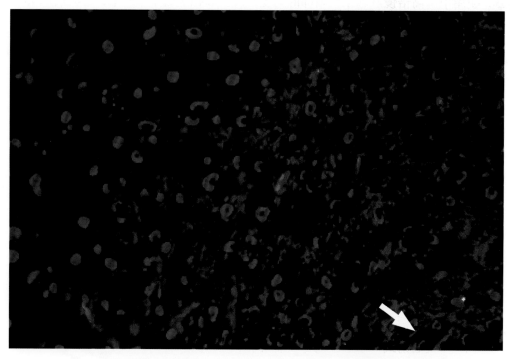

▲ 图 4-5　紫外荧光显微镜显示大鼠脑损伤区的 **GFAP-AQP4** 免疫荧光双标分布图

AQP4 表达为红色（白箭），GFAP（胶质细胞）染色为绿色

5. 光学显微镜标本的观察方法及步骤

采用普通光学显微镜观察时，首先要制作玻片标本通常为 HE 染色（细胞核染浅蓝色、胞质及胶原纤维等染成红色），有时采用特殊染色（如用苏丹Ⅲ等）。

(1) 先肉眼或用倒转的目镜观察：初步全面了解整个切片的情况，并初步发现病灶的所在部位。

(2) 然后用低倍镜观察：观察时上下、左右移动标本，在全面观察整个标本之后，确定是何种组织及病变发生在哪一部分（确认正常组织结构形态），如肝的组织结构以小叶为单位。它包括肝细胞索、肝窦、小叶中央静脉、门管区等部分。观察时则须注意病变在肝细胞内或在肝窦内，在小叶之中央或外围部分等，继而观察及分析病变的性质及观察病变外围组织有何变化。

(3) 高倍镜观察：高倍镜一般用来观察细胞及一些微细的结构。必须注意，高倍镜的使用是在低倍镜已观察到病变全貌后才使用。因此，使用高倍镜一定要先用低倍镜找到要观察的部分，再转用高倍镜。不然，在高倍镜不易找到所需要观察的内容，徒然浪费时间和精力。

光学显微镜的常规病理观察是先低倍镜观察病理切片的全貌，发现病变部位后，换用中、高倍镜辨别细胞内部的病变性质。以标本的制作而论，光镜技术从标本的大体观察、取材至病理切片的完成，常规法需 20h 左右，快速石蜡切片和快速染色需 2～3h，冰冻切片则在 10min 左右即可完成，脱落细胞检查可以做到随到随查。在光镜下对脑水肿组织的观察重点放在胶质细胞的形态变化上，细胞间隙是否扩大、染色深浅变化，血管形态以及血管周聚集的细胞类型等。众所周知，光学显微镜在病理诊断中以其快速、准确、方便等诸方面占据着优势。但普通光学显微镜无法观察纳米级的超微结构，纳米级的超微结构只能依赖电子显微镜观察（图 4-6）。

（三）电子显微镜

电子显微镜（electron microscope，EM）是以电子束作光源，电磁场作透镜，具有高分辨率和放大倍率的显微镜。电镜通过收集、整理和分析电子与固体样品相互作用产生的各种信息，对样品进行超微结构（细胞器等）观察。电子显微镜的类型以利用电子信号的不同和成像的不同进行分类，主要分为透射式电子显微镜、扫描式电子显微镜、反射式电子显微镜和发射式电子显微镜等。其中应用于临床病理诊断中的主要是透射式电子显微镜和扫描式电子显微镜（图 4-7 和图 4-8）。

1. 透射式电子显微镜

电子枪经过加热或者在强电场作用下发射出电子束，经过聚光镜汇聚到待测样

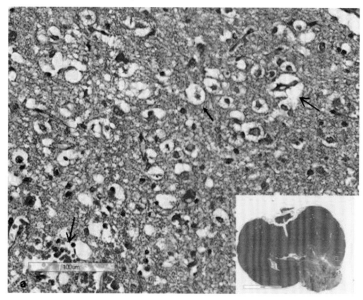

▲ 图 4-6　中度大鼠脑损伤区病理观察（HE，200×）

图示血管源性水肿（黑燕尾箭）及细胞内水肿（黑箭）

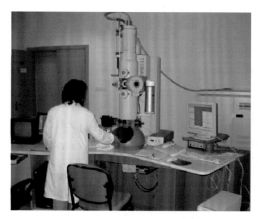

▲ 图 4-7　透射电子显微镜

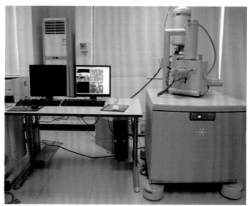

▲ 图 4-8　扫描电子显微镜

品的某一区域，透过样品的电子强度分布与样品的组织结构一一对应。荧光屏将电子强度分布转换为人肉眼可见的强度分布。由于物体上不同部位的结构不同，它们散射电子的能力也各不相同，结果使透过样品的电子束发生疏密的差别，在散射电子能力强的地方，透过的电子数目少，因而打在荧光屏上所发出的光就弱，显现为暗区；而散射电子能力弱的地方，透过的电子数目多，打在荧光屏上所发出的光就强，显现为亮区，这样，便在终像上造成了有亮有暗的区域，因而出现了反差，形成了人眼可见的超微结构图。

2.扫描式电子显微镜

其工作原理从电子枪中发射出的电子束，受到阳极高压加速射向镜筒，经过聚光镜聚焦，在样品表面形成一个具有一定能量、强度、斑点直径的电子束。在扫描线圈的磁场作用下，入射电子束在样品表面上按照一定的空间和时间顺序做光栅式逐点扫描。在样品表面激发出次级电子，次级电子由探测器收集，并在那里被闪烁器转变为光信号，再经光电倍增管和放大器转变为电信号以控制荧光屏上电子束的强度，显示出与电子束同步的扫描图像。试样表面信号强度与显像管荧光屏亮度一一对应。次级电子的多少与电子束入射角有关，也就是说与样品的表面结构有关。图像为立体形象，反映了标本的表面结构。为了使标本表面发射出次级电子，标本在固定、脱水后，要喷涂上一层重金属微粒，重金属在电子束的轰击下发出次级电子信号。

扫描式电子显微镜与透射式电子显微镜都是通过电子束与样品作用来观察样品结构的，都包含电子枪、真空系统、电磁透镜等部件。电子的信号都可以采用闪烁计数器来进行检测。都是用荧光屏来将电子信号转换为肉眼可见的光信号。下面介绍一下两者之间的区别。

3.透射式电子显微镜与扫描式电子显微镜的区别

(1) 成像的电子种类不同：任何一个物体都是由原子组成的，原子则是由原子核与轨道电子组成的。当电子束照射到样品上的时候，一部分电子能从原子与原子之间的空隙中穿透过去，其余的电子有一部分会与原子核或原子的轨道电子发生碰撞被散射开来；一部分电子从样品表面被反射出来；还有一些电子是被样品吸收以后，样品激化而又从样品本身反射出来等。透射式电子显微镜收集的是透过样品的电子进行成像，扫描式电子显微镜是收集样品表面反射出来的电子进行成像。

(2) 成像原理不同：透射式电子显微镜是通过电磁透镜放大成像。扫描式电子显微镜的成像原理与电视或电传真照片的原理相似，由电子枪产生的电子束经过三个磁透镜的作用，形成一个很细的电子束，称为电子探针。电子探针经过透镜聚焦到样品表面上，按着顺序逐行对样品扫描，然后把从样品表面发射出来的各种电子（二次电子、反射电子等）用探测器收集起来，并转变为电流信号经放大后再送到显像管转变成图像。

(3) 观察得到的图像不同：透射电镜可以观察样品内部结构，尤其是细胞器，如：线粒体、内质网、细胞核等，但是许多电子无法透过的较厚样品，一般只能观察切成薄片后的二维图像。透射式电子显微镜观察对脑水肿的分型诊断十分重要，对胶质细胞超微结构及血脑屏障观察是鉴别细胞内水肿与血管源型水肿的关键。扫描式电子显微镜主要用来直接观察样品表面的立体结构，图像富有立体感，但只能反映出样品的表面形貌，如细菌、肠黏膜等外貌，但无法显示样品内部的详细结构（图 4-9 和图 4-10）。

(4) 分辨率及其决定条件不同：透射式电子显微镜的分辨力很高，分辨率为 0.1～0.2nm，放大倍数为几万至几十万倍，分辨率由电子束波长所决定，透射式电子显微镜中，被观察粒子的大小一定要大于电子束的波长才能被分辨出来，否则，电子束就会发生绕射，无法看到粒子。扫描式电子显微镜分辨力可达 10nm，分辨率主要决定于样品表面上电子束的直径，放大倍数是显像管上扫描幅度与样品上扫描幅度之比，可从几十倍连续地变化到几十万倍。

(5) 样品制备要求不同：透射式电子显微镜由于电子束穿透样品的能力低，因此要求所观察的样品非常薄。透射式电子显微镜电子需要穿过样本，由于电子易散射或被物体吸收，故穿透力低，必须制备超薄样品切片。而扫描式电子显微镜所用样品的制备方法简便，电子束不穿过样品，所以不需经过超薄切片，经固定、干燥和喷金后即可。

以上所见，显然没有"更好的技术"，这完全取决于需要的分析类型。当用户想要从样品内部结构获得信息时，透射式电子显微镜是最佳的选择，而当需要样品表面信息时，扫描式电子显微镜是首选。当然主要决定因素是两个系统之间的巨大价格差异及易用性。透射式电子显微镜可以为用户提供更多的分辨能力和多功能性，但是它们比扫描式电子显微镜更昂贵且体型较大，需要更多操作技巧和复杂的前期

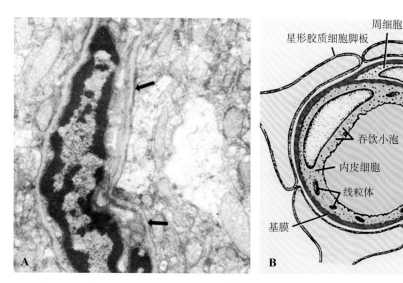

▲ 图 4-9　血脑屏障

A. 透射式电子显微镜显示血脑屏障（6000×）（黑箭）；B. 血脑屏障模式图

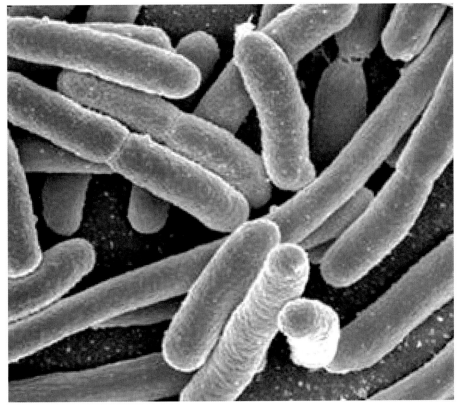

▲ 图 4-10　大肠埃希菌扫描式电子显微镜照片（**10 000×**）

制样准备才能获得满意的结果。

　　目前电镜诊断技术已可以观察到亚细胞结构的变化，广泛应用于现代临床病理诊断中，已成为病理诊断中一项重要的依据，特别是在传统的临床诊断手段无法确诊的病例中，电子显微镜发挥着重大的作用。

　　电子显微镜在病理学中的广泛使用不断完善和丰富了病理学的内容，也为疾病的诊断提供了更可靠的依据。随着科学技术的迅猛发展，在病理诊断中一般电镜技术虽仍将大量使用，但单一的电镜技术在病理学上的应用存在较大的局限性。由于电镜的分辨率高，使得每一视野的范围大大缩小，一个视野只能观察到一个细胞或某个细胞器的结构，另外，无论是通过光镜还是电子显微镜观察，只能观察到静止的、死亡的标本，不能直接在活体上使用。因此，电镜技术应与其他技术（超微结构的形态定量和图像分析技术、核酸原位杂交技术等）和新兴理论（如细胞凋亡理论等）相结合，将扫描隧道显微镜、原子力显微镜等新型的超显微镜引入到病理学的应用当中，不断改良电镜技术，使电镜的诊断水平提高到一个新的水平，开拓病理学的新领域。另外，电镜的发展与计算机技术密切相关，通过计算机和网络，可使人们更方便地控制电镜。随着电镜方法学的发展，电镜诊断技术必将有更大的发展和提高。

二、免疫荧光双标记

（一）定义

免疫荧光标记技术是将已知的抗体或抗原分子标记上荧光素，当与其相对应的抗原或抗体起反应时，在形成的复合物上就带有一定量的荧光素，在荧光显微镜（图4-11）下就可以看见发出荧光的抗原抗体结合部位，检测出抗原或抗体以达到定位、定性诊断之目的。在同一组织细胞标本上需要同时检测两种抗原时，需进行双重荧光染色。

免疫荧光的双标记是指同时标记细胞内两种蛋白质分子，当怀疑某种配体与已知受体结合后可用此方法加以证明（图4-12）。此方法稍微复杂一些，首先，应注意所用的一抗必须是来自不同种属动物的两种特异性抗体（A抗体为多克隆抗体，来自家兔；B抗体为单克隆抗体，来自小鼠）。其次，两种二抗所带荧光素的发射光不应重叠，且尽量远离，通常可以选择FITC和TRITC、Alex488和TRITC、FITC和Cy5，或Cy3和Cy5等来组合。通常情况下，染色时两种一抗可以同时孵育，然后可以同时孵育两种二抗。但当染色结果一种颜色非常弱，而另一种颜色比较强时，应考虑先孵育颜色较弱的二抗。其他步骤同免疫荧光单标记。

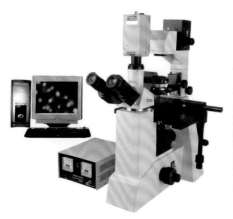

▲ 图4-11　荧光显微镜

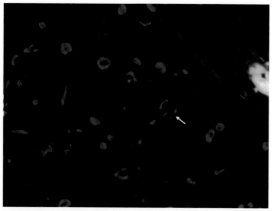

▲ 图4-12　GFAP-AQP4免疫荧光双标图（荧光显微镜，400×）

绿色为胶质细胞，红色为AQP4

（二）分类

双重免疫荧光标记法也被分为直接法和间接法。

1. 直接法双重免疫荧光标记

将标记有两种不同荧光素的抗体（如抗 A 和抗 B）以适当比例混合，滴加在标本上孵育，然后洗去未结合的荧光抗体，在荧光显微镜下分别选择 2 种相应的激发滤片观察，即可对两种抗原进行定位和定量。这种方法优点是特异性高，可以有效避免两种抗体的交叉反应，缺点是敏感性相对较低且直接标记荧光素的一抗价格昂贵。

2. 间接法双重免疫荧光标记

间接法又被分为同步法和顺序法。同步法是指两种不同种属来源的一抗混合同时孵育目标组织，然后再采用不同颜色荧光素标记的二抗混合同时孵育目标组织，这种方法的优点是特异性和敏感性兼顾，实验操作简单，性价比较高，因而是目前免疫荧光双标染色最常使用的方法。但两种抗原存在同一部位时，同步法的其中一种一抗可能会妨碍另一种一抗与抗原的结合，导致另一种抗原检测的敏感性降低。此时，采用顺序法，先染色含量较少的抗原，再染色含量较多的抗原，尽管实验操作流程更为复杂，但可明显提高含量较少的抗原显色的敏感性。传统观念认为，抗原的识别主要依赖一抗，二抗结合一抗的 Fc 段，是非特异性的识别。因此，即使是顺序法，也应该采用两种不同种属来源的一抗，以此避免两种二抗的交叉反应。

（三）激光共聚焦扫描显微镜

共聚焦激光扫描显微镜（confocal laser scanning microscope，CLSM）是 20 世纪 80 年代发展起来的一种先进的细胞生物学分析仪器，是一项具有划时代意义的高科技新产品，是近代生物医学图像分析仪器最重要的发展之一（图 4-13）。它是在荧光显微镜成像基础上加装了激光扫描装置，利用计算机进行图像处理，使用紫外线或可见光激发荧光探针，从而得到组织内部微细结构的荧光图像，在亚细胞水平上观察诸如 Ca^{2+}、pH、膜电位等生理信号及细胞形态改变，成为形态学、分子细胞生物学、神经科学、药理学、遗传学等领域中新一代较有力的研究工具。

CLSM 系统主要包括激光光源、扫描装置、检测器、计算机系统（包括数据采集、处理、转换、应用软件）、图像输出设备、光学装置和共聚焦系统等部分。传统的荧光显微镜因采用的是汞灯或氙灯等场光源，因为焦点模糊（光照区域内的荧

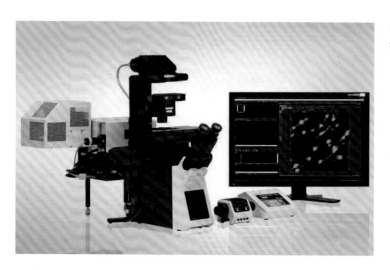

◀ 图 4-13 激光共聚焦扫描显微镜

光在轴向及侧向上产生干扰），导致标本成像不清晰。CLSM 运用共轭聚焦的原理来达到点成像，其技术要点是设置 2 个针孔（光栅针孔和探测针孔）共轭于物镜焦平面。CLSM 采用激光作为激发光，激光束通过光栅针孔形成点光源，光经由分光镜反射并通过物镜聚焦于样品，在荧光标记标本的焦平面上逐点扫描，采集到的荧光信号经原光路返回，透过分光镜后进入探测针孔到达光电倍增管，再经过信号处理，输出图像。扫描点以外的发射光均不能通过探测针孔而成像，有效地避免了轴向及侧向上的荧光干扰，提高了图像的信噪比，使得荧光图像更清晰、真实。另外，显微镜的载物台上装有微量步进马达，使之可以对样品进行逐层扫描，不需要实际切片就可以得到不同层面上的光学横断面图像，即"光学切片"。图像经过计算机软件三维重建，可以获得该样本的三维结构图像。相较于电子显微镜只能观察离体切片标本，无损的检测方式使 CLSM 能够对荧光标记的活性样本进行实时、动态的监测。

激光共聚焦扫描显微镜是激光、电子摄像和计算机图像处理等现代高科技手段相互渗透的产物。通过激光共聚焦扫描显微镜，可以对观察样品进行断层扫描和成像。由于其高分辨率，高灵敏度及高放大率等特点，在细胞水平上能作多种功能测量和分析，如荧光定量测量、共聚焦图像分析、三维图像重建、活细胞动力学参数监测和细胞间通信研究等，成为生物医学重要的研究工具。一台配置完备的激光共聚焦扫描显微镜已经在功能上完全取代了以往任何一种光学显微镜，它相当于几种制作精良的常用显微镜有机组合，如倒置显微镜、荧光显微镜、暗视野显微镜及相差显微镜等，可谓是普通光学显微镜质的飞跃，是电子显微镜的一个补充。

　　激光共聚焦扫描显微镜在组织化学和免疫组织化学中的主要应用是通过一种或多种荧光探针标记后，对固定或活体组织细胞标本进行观察研究，免疫荧光组织化学是应用最多的技术（图 4-14）。激光共聚焦扫描显微镜具有紫外光和激光双重激发光源系统，免疫荧光组织化学染色后抗体已被标记荧光素，不同的荧光素被不同波长的光激发，荧光强度的变化可被激光共聚焦扫描显微镜中的计算机分析软件采集分析，从而准确反映各指标量的变化。当这些标本用普通荧光显微镜观察时，来自焦点以外其他区域的荧光对结构分辨率干扰较大，尤其是标本厚度在 2μm 以上时，其影响更为显著。共聚焦方式可以排除焦点之外荧光干扰使分辨率提高。激光共聚焦扫描显微镜的功能可分为图像分析功能和细胞生物学功能两大类，运用于组织化学和免疫组织化学方面的主要是图像分析功能。凡是可以标记特异性荧光探针的组织细胞标本均可以利用激光共聚焦扫描显微镜进行图像分析。它的图像分析处理功能主要体现在 3 个方面，即光学切片、三维图像重建和荧光定位及定量分析。

　　上述免疫荧光双标和激光共聚焦扫描显微镜的实质都是通过抗原 - 抗体结合并加上荧光显像，以此达到对已知蛋白的定位、定量诊断。后者更为灵敏、精确。笔者团队应用这种方法对大鼠脑水肿模型进行研究，主要用于观测 AQP4 在不同类型和程度脑水肿中表达的时空（表达部位、量与时间的关系）变化情况。

◀ 图 4-14　**GFAP-AQP4**
免疫荧光双标图（激光共
聚焦扫描显微镜，200×）
绿色为胶质细胞，红色为
AQP4

三、聚合酶链式反应

（一）定义

聚合酶链式反应（polymerase chain reaction，PCR）又称体外扩增技术，它是在模板 DNA、引物和 4 种脱氧核苷酸存在的条件下依赖 DNA 聚合酶的酶促反应，将需要被扩增的 DNA 片段与两侧互补的寡核苷酸链引物经过一系列反应，使 DNA 片段在数量上增加，从而获得所需的特定基因片段。它最早是由 1985 年美国 Cetus 公司人类遗传部 Kary Mullis、加州大学洛杉矶分校和 Howghes 医学院等联合研制的一种新技术。该技术改变了传统分子克隆的模式，即不通过目的基因的纯化和将其体外重组到具有自主复制能力的体外 DNA 而扩增，它在数小时内可使几个拷贝的模板序列，甚至是一个 DNA 分子扩增 $10^7 \sim 10^9$ 倍，大大提高了 DNA 的获得率。特别是随着热稳定性的 Taq DNA 聚合酶的应用和自动化 PCR 仪的设计成功，PCR 技术的操作程序大大简化，并且很快在世界各国被广泛应用于基因研究的各个领域，因此被誉为是最近几年分子生物学领域中具有革命性的技术突破。

（二）技术原理

PCR 技术的基本原理类似于 DNA 天然复制的一个过程，PCR 技术的特异性主要是依赖于与靶序列的寡核苷酸引物。PCR 技术其实是一种体外的 DNA 扩增的技术，是在模板 DNA、引物和 4 种脱氧核苷酸存在的条件下，依赖于 DNA 聚合酶的酶促反应，将需要被扩增的 DNA 片段与其两侧互补的寡核苷酸链引物经过一系列反应的多次循环，然后使 DNA 的片段在数量上大大增加，从而就可以在较短的时间内获得所需的特定的基因片段。

（三）循环参数

聚合酶链式反应过程中的循环参数有很多，其中为了控制预变性，相关人员需要对加热的时间进行严格控制，保证 DNA 模板完全发生变性和 DNA 聚合酶完全被激活；变性步骤以及引物退火等工作都是需要相关人员不断提高注意力，并且操作人员还应当注意引物延伸、循环数和最后延伸方面的反应。

（四）主要步骤

一个标准的聚合酶链式反应过程主要包括变性、退火和延伸 3 个步骤（图4-15）。

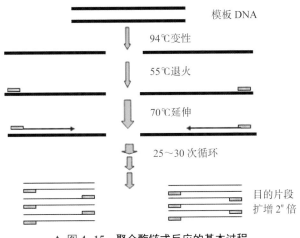

1. 模板 DNA 的变性

模板 DNA 经加热至 94℃左右一定时间后，使模板 DNA 双链或经 PCR 扩增形成的双链 DNA 解离，使之成为单链，即主要实现双链 DNA 向单链的转变，以便它与引物结合，为下一轮反应做准备。

2. 模板 DNA 与引物的退火（复性）

模板 DNA 经加热变性成单链后，温度降至 55℃左右，引物与模板 DNA 单链的互补序列配对结合。

3. 引物的延伸

DNA 模板 – 引物结合物在 70℃、DNA 聚合酶（如 TaqDNA 聚合酶）的作用下，以 dNTP 为反应原料，靶序列为模板，按碱基互补配对与半保留复制原理，合成一条新的与模板 DNA 链互补的半保留复制链，如此变性→退火→延伸三个过程就完成了一次循环。重复此循环就可获得更多的 "半保留复制链"，而且这种新链又可成为下次循环的模板。每完成一个循环需 2～4min，2～3h 就能将待扩目的基因扩增放大几百万倍。

（五）反应动力学

PCR 的 3 个反应步骤反复进行，使 DNA 扩增量呈指数级上升。反应最终的 DNA 扩增量可用 $Y=(1+X)^n$ 计算。Y 代表 DNA 片段扩增后的拷贝数，X 表示平均每次的扩增效率，n 代表循环次数。平均扩增效率的理论值为 100%，但在实际反应中平均效率达不到理论值。反应初期，靶序列 DNA 片段的增加呈指数形式，随着 PCR 产物的逐渐积累，被扩增的 DNA 片段不再呈指数增加，而进入线性增长期或静止期，即出现"停滞效应"，这种效应被称平台期效应。PCR 扩增效率与 DNA 聚合酶 PCR 的种类和活性及非特异性产物的竞争等因素有关。大多数情况下，平台期的到来是不可避免的。

（六）扩增产物

PCR 扩增产物可分为长产物片段和短产物片段两部分，短产物片段的长度严格地限定在两个引物链 5′ 端之间，是需要扩增的特定片段。短产物片段和长产物片段是由于引物所结合的模板不一样而形成的，以一个原始模板为例，在第一个反应周期中，以两条互补的 DNA 为模板，引物是从 3′ 端开始延伸，其 5′ 端是固定的，3′ 端则没有固定的止点，长短不一，这就是"长产物片段"。进入第二周期后，引物除与原始模板结合外，还要同新合成的链（即"长产物片段"）结合。引物在与新链结合时，由于新链模板的 5′ 端序列是固定的，这就等于这次延伸的片段 3′ 端被固定了止点，保证了新片段的起点和止点都限定于引物扩增序列以内、形成长短一致的"短产物片段"。不难看出"短产物片段"是按指数倍数增加，而"长产物片段"则以算术倍数增加，几乎可以忽略不计，这使得 PCR 的反应产物不需要再纯化，就能保证足够纯 DNA 片段供分析与检测。

（七）常见问题

1. 假阴性、阴性和假阳性

是聚合酶链式反应技术的常见问题，假阴性问题出现的主要表现就是没有扩增条带出现，相关人员需要从反应过程的一些关键环节入手，开展合理分析；而阴性问题出现的主要原因可能是 Taq 酶的缺失，如出现的聚合酶链式反应内部的扩增条带与目的靶序列条带一致就是假阳性的问题。

2. 实验污染问题

虽然聚合酶链式反应具有灵敏度高以及特异反应强的优势，但是十分容易污染而影响实验结果，通常情况下，在使用该技术的过程中会由于各种原因产生污染，相关人员需要对污染原因进行分析，不断避免和减轻污染情况的发生。

（八）主要特点

1. 特异性强

PCR 具有较强的特异性，同时这种特异性是受到 4 种因素的影响，如果模板 DNA 和引物正确结合，同时遵循了碱基配对原则，并且保证了聚合酶反应的忠实性，就可以完全发挥其自身的特异性和保守性。另外，相关人员选择了特异性和保守性较高的靶基因区，那么就可以不断提升其特异能力。

2. 灵敏性高

PCR 在实际产生增量的过程中，其主要的扩大方式是指数的形式，如果起始待测模板在一开始处于皮克量级，那么在 PCR 技术应用之后就可以达到微克量级，在产生增量的工作中具有较强的灵敏度。除此之外，在鉴定工作中也具有十分强大的灵敏性。

3. 简便与快速

在 PCR 的工作中，聚合酶主要是采用具有耐高温性质的 Taq DNA 聚合酶，它要求操作人员一次性完成反应液的添加工作，随即就可以在 DNA 扩增仪上开展一系列的反应，如变性、退火以及延伸等。其扩增反应完成时间在正常情况下是 2～4h，对扩增产物通常采用电泳进行分析。

4. 纯度要求低

传统的反应工作一般需要操作者对细胞等进行严格地筛选工作，然后再开展一系列复杂的步骤，使用 PCR 技术不需要对细菌、病毒、微生物等进行分离或者培养。在扩增模板的选择上要求也不严格，一些粗制的 DNA 模板也可以实现反应工作，或者在实际应用过程中可以直接使用体液、血液等样品，纯度要求较低。

（九）应用领域

1. 聚合酶链式反应技术在临床医学中的应用

在临床医学的研究和应用进程中，PCR 主要应用在两个方面。一方面，该技术可以对基因进行分析，对于遗传病的发现、确诊以及诊治等都有重要作用，它主要是推动了遗传病的诊断工作从表面转化为基因方面，提升了准确性和效率。另一方面，应用于对肿瘤的精准诊断和转移的评估。笔者团队应用 PCR 技术研究大鼠脑水肿模型（缺血和创伤），探讨 AQP4 基因在不同类型和程度脑水肿中的表达规律，从基因水平阐明脑水肿的发生机制，有望为脑水肿的基因治疗提供实验依据。

2. 聚合酶链式反应在目的基因制备中的应用

PCR 技术的优点是能够让 DNA 不再依附于染色体结构，即便没有活的生物作为载体，该技术也可以通过恰当的引物在生物体之外的环境下进行基因扩增，不需要建立噬菌体等事物，对于整个基因制备工作起了很大的简化作用，省略了基因筛选、克隆等复杂步骤。在该工程中应用聚合酶链式反应技术能够直接通过逆转录步骤，然后就可以实现 cDNA 文库的构建。

3. 聚合酶链式反应在生态学研究中的应用

在生态学的研究过程中，研究人员需要对一些细菌、微生物等进行鉴别和鉴定，而一些传统的鉴定方法由于需要经历一个长期的病菌培养过程，难以满足生态学研究对于效率的需要，为此，可以将 PCR 应用在生态学研究内的病菌鉴定工作中。PCR 技术主要将微生物作为材料，直接对其类型进行鉴定，另外，在一些被保护动物的身体部位确定工作中，也可以使用 PCR 技术。

4. 聚合酶链式反应在扩增 DNA 方面的应用

PCR 是一种体外迅速扩增 DNA 片段的分子生物学技术。热循环是 PCR 过程重要组成部分，每个循环包括变性（90～93℃）、退火（50～55℃）和延伸（71～73℃）三个恒温过程，能够将目标 DNA 的数目在一个循环内扩增近 1 倍，经过 30 个循环可使目标 DNA 扩增到数亿倍，从而实现核酸分子的富集，便于进一步分析和实验。为此，该技术目前已广泛应用于微生物学、医学等领域。目前，PCR 仪多采用传统的热循环方式，这种方式升降温变化速率较慢，导致反应时间长，30 个循环通常约 50min 以上；反应体系试剂耗量大，试剂成本较高。为此，基于微加工技术的 PCR 微流控芯片因其体积小、反应快而成为研究热点。

四、聚丙烯酰胺凝胶电泳

（一）定义

聚丙烯酰胺凝胶电泳（polyacrylamide gel electrophoresis，PAGE），又称蛋白质印迹法（western blotting）、免疫印迹法（immunoblotting），是以聚丙烯酰胺凝胶作为支持介质的一种常用电泳技术，用于分离蛋白质和寡核苷酸。聚丙烯酰胺凝胶具有机械强度好，有弹性、透明、化学性质稳定，对 pH 和温度变化影响小、没有吸附和电渗作用小等特点，是一种很好的电泳支持介质。

（二）实验原理

聚丙烯酰胺凝胶是由丙烯酰胺单体和少量交联剂 N，N′- 亚甲基双丙烯酰胺在化学催化剂过硫酸铵和加速剂四甲基乙二胺（N，N，N′，N′–tetramethylethylenediamine，TEMED）的作用下形成的三维空间的高聚物。聚合后的聚丙烯酰胺凝胶形成网状结构，具有分子筛效应。凝胶孔径的大小可通过控制单体和交联剂的比例来调节，从而满足不同分子量物质的分离要求。聚丙烯酰胺凝胶包括非变性聚丙烯酰胺凝胶和变性聚丙烯酰胺凝胶，前者用于分离和纯化双链 DNA 片段，后者用于分离和纯化单链 DNA 片段。

（三）分类

PAGE 根据其有无浓缩效应，分为连续系统和不连续系统两大类，连续系统电泳体系中缓冲液 pH 及凝胶浓度相同，带电颗粒在电场作用下，主要靠电荷和分子筛效应。不连续系统中由于缓冲液离子成分、pH、凝胶浓度及电位梯度的不连续性，带电颗粒在电场中泳动不仅有电荷效应，分子筛效应，还具有浓缩效应，因而其分离条带清晰度及分辨率均较前者佳。不连续体系由电极缓冲液、浓缩胶及分离胶所组成。

（四）试验试剂及配制

1. 丙烯酰胺单体凝胶贮存液

丙烯酰胺 38g，亚甲基双丙烯酰胺 2g，加双蒸水定容至 100ml，过滤，贮存于棕色瓶中。

2. 变性剂

NaOH 1ml，甲酰胺 95ml，溴酚蓝 0.05g，二甲苯青 0.05g，加双蒸水定容至 100ml。

3. 固定液

100ml 冰醋酸溶于双蒸水定容至 1000ml。

4. 银染液

硝酸银 1g，甲醛 1.5ml，加双蒸水定容至 1000ml。

5. 显影液

无水碳酸钠 30g，甲醛 1.5ml，10mg/ml 硫代硫酸钠 200μl，加双蒸水定容至 1000ml。

（五）实验操作

1. 玻璃板处理

甲醇溶液浸泡玻璃板一定时间，用去污剂和清水清洗干净，再用双蒸水冲洗两遍，自然晾干。用 95% 乙醇擦拭长短板，然后用 1ml 硅化剂均匀涂抹大玻璃板，用 1ml 反硅化剂均匀硅化小玻璃板。2～3min 后用 1ml 95% 乙醇擦洗长短板 3 遍。

2. 凝胶的制备

根据分离 DNA 片段的大小选择适当浓度的凝胶。

变性凝胶的制备：凝胶贮存液 11.2ml，尿素 36.36g，5×Tris 硼酸（Tris-borate-EDTA，TBE）缓冲液 15ml，加双蒸水定容至 75ml。预冷至 4℃后，加入 500μl 过硫酸铵和 50μl TEMED 混合均匀，灌胶。灌胶完毕，插入样品梳，在室温下聚合 30～60min。聚合完全后，梳齿下可见 2 条折光线。

3. 电泳

安装电泳装置，在电泳槽中加入 TBE 缓冲液，使缓冲液覆盖样品孔。拔出样品梳，用移液器吸取适量缓冲液冲洗样品孔。打开变压器，恒定功率 60W 预电泳 15～30min。预电泳结束后，用移液器将 DNA 样品小心注入样品孔中（加样量为 3～5μl），电泳直至带型分开。

4. 固定

关闭电源，卸下玻璃板，剥离玻璃板，将胶板置于固定液中固定 30min，直到指示剂颜色褪去。

5. 漂洗

将胶板转移到双蒸水中漂洗 3 遍，每次 2～3min。

6. 染色

转移胶板至染色液中，在摇床上摇动染色 30～40min。

7. 显影

将胶板在双蒸水中漂洗 5～10s 后立即放入预冷为 4～10℃ 的显影液中，摇动显影直到带型完全出现。

8. 定影

将出现带型的胶板放入固定液中定影 2～3min，再用双蒸水漂洗 2 次（每次 2min）。

9. 干胶

胶板置于室温自然干燥。

10. 带型统计

（六）注意事项

(1) 准备玻板时，反硅化剂一定要涂匀，否则揭胶时会撕破胶块。

(2) 配好的丙烯酰胺单体凝胶贮存液用棕色瓶盛装，置冰箱内保存（可放 1～2 个月）；如有不溶物应过滤。

(3) 过硫酸铵的主要作用是提供自由基引发丙烯酰胺和双丙烯酰胺的聚合反应，故一定要新鲜，贮存过久的过硫酸铵商品不能使用。此外，过硫酸铵必须现用现配，4℃冰箱贮存不超过 48h。

(4) 制胶时对过硫酸铵的量要适当把握，防止出现胶不凝固或凝固过快而来不及灌胶的现象。

(5) 胶制备完成后立即灌胶。因为加入 TEMED 和过硫酸铵后，胶即刻反应，若不及时灌胶则会导致凝胶凝固不均匀，电泳后得到的条带形状不规则。灌胶完毕后要立即插入样品梳，否则凝胶凝固再插样品梳则会毁胶。拔样品梳时应垂直向上，均匀用力，缓慢拔出，否则会导致样品槽损毁。总之，若凝胶制备出现问题则直接导致电泳条带不清晰、变形、拖尾等，直接影响实验结果。

(6) 制凝胶时，应避免产生气泡，因为气泡会影响电泳分离效果。

(7) 丙烯酰胺和双丙烯酰胺具有很强的神经毒性并容易吸附于皮肤，操作时应避免沾在脸、手等皮肤上，最好戴一次性塑料手套操作。凝胶倒完以后剩余的胶液一定要等待其凝固后，才能挑出来丢弃，避免对环境造成污染。因为凝胶充分交联以后没有毒性。

(8) 显影时在水里漂洗时间为 5～10s，时间过长会使带型的信号微弱。显影液温度不要过高，否则会使背景变深。

（七）应用领域

主要用于在蛋白水平精准诊断疾病或研究疾病的蛋白质水平的产生机制。应用该项技术研究大鼠脑水肿模型（缺血和创伤），探讨 AQP4 膜蛋白在不同类型和程度脑水肿中的表达规律，从蛋白水平阐明脑水肿的发生机制，有望为脑水肿的临床干预奠定理论基础。

五、基因沉默技术

（一）概念

基因沉默（gene silencing）又称基因干扰（gene interference），是指双链 RNA 被特异的核酸酶降解，产生干扰小 RNA（siRNA），这些 siRNA 与同源的靶 RNA 互补结合，特异性酶降解靶 RNA，从而抑制、下调基因表达。它是生物体中特定基因由各种原因不表达或表达减少的现象，是通过表观遗传控制基因表达的重要机制。基因沉默现象广泛存在于生物界，影响植物性状、动物胚胎发育，参与肿瘤的发生和演变。基因沉默首先在转基因植物中被发现，接着在线虫、真菌、昆虫原生动物及小鼠中陆续被发现。在植物中通过导入外源基因使其获得新性状并能稳定遗传是植物基因工程的最终目的，而大量转基因植株不能正常表达，通常并不是由于外源基因的缺失或突变引起，而是基因失活的结果，这种失活现象就是"基因沉默"。在动物和人类中某些基因沉默可影响肿瘤的演变，如前列腺癌、乳腺癌的浸润、转移，淋巴瘤的发生和演变等。

基因沉默是一种 RNA 干扰技术（RNA interference，RNAi）。RNA 干扰是由双链 RNA 引发的转录后基因静默机制。其原理是 RNase Ⅲ核酶家族的 Dicer，与双链 RNA 结合，将其剪切成 21–25nt 及 3′ 端突出的小干扰 RNA（small interfering RNA，siRNA），随后 siRNA 与 RNA 诱导沉默复合物（RNA-induced silencing complex，RISC）结合，解旋成单链，活化的 RISC 受已成单链的 siRNA 引导，序列特异性地结合在靶 mRNA 上并将其切断，引发靶 mRNA 的特异性分解，从而阻断相应基因表达的转录后基因沉默机制。RNA 干扰是指在进化过程中高度保守、由双链 RNA 诱发、同源 mRNA 高效特异性降解的现象。

（二）分类及其机制

基因沉默分为转录水平基因沉默和转录后水平基因沉默。

转录水平基因沉默是指对基因专一的细胞核 RNA 合成的失活，它的发生主要是由于基因无法被顺利转录成相应的 RNA 而导致基因沉默。转录水平基因沉默可以通过有性世代传递，表现为减数分裂的可遗传性。引起转录水平基因沉默的机制主要有以下几种：①基因及其启动子甲基化；②同源基因间的反式失活；③后成修饰作用导致的基因沉默；④重复序列；⑤位置效应。

转录后水平基因沉默是指基因在细胞核内能稳定转录，但在细胞质里却无相应稳定态 mRNA 存在的现象。与转录水平基因沉默不同，转录后水平基因沉默具有逆转性，即受抑制基因通过减数分裂可以恢复表达活性，表现为减数分裂不可遗传性。目前发现主要有以下几种转录后水平基因沉默现象：①共抑制；②基因压制；③ RNA 干扰。

（三）实验技术

目前，基因沉默的相关实验技术中主要是 RNA 干扰的实验技术应用较多，根据靶 dsRNA 合成的方法可将 RNAi 技术分为 3 种：①体外化学合成法；②体外转录法；③体内载体合成法。

1. 体外化学合成法

是最为经典的方法，共分 4 个步骤：①化学合成 dsRNA；②将 dsRNA 导入宿主细胞；③检测靶基因抑制效率；④功能研究。其中，dsRNA 合成成本很高，

dsRNA 转入宿主细胞效率及其在宿主细胞中的稳定性均不确定。

2. 体外转录法

这种方法采用 T_7RNA 聚合酶，以先合成的 DNA 链为模板反转录合成 dsRNA，从而使合成 dsRNA 的成本大大降低，但这种方法与化学合成法有相同的缺点。

3. 体内载体合成法

这是近年来迅速发展起来，克服了前两种方法缺点的新技术，由 Paddison 等于 2002 年首先报道的利用载体在细胞体内稳定地表达 siRNA，从而抑制哺乳动物细胞靶基因表达的方法。其基本思路如下：细胞内存在 RNAplymerase Ⅲ，它可以识别 U6 启动子，从而使启动子后的基因转录成 RNA。当模板连续出现 3～5 个 T 碱基时，转录就会终止。根据这一机制，可以设计一种能表达 RNA 的质粒，其组成包括 4 部分：①常用质粒的基本序列；② U6 启动子，位于克隆位点的上游；③克隆位点；④ RNAi 模板序列（DNA）。这部分序列具有如下特点：含 RNAi 序列，对哺乳动物而言，通常为 21～23 个核苷酸；发夹结构环状部分，通常有 4～7 个核苷酸；靶序列的反向互补序列；3～5 个核苷酸 T。将具有如上结构的质粒导入细胞内，体内的 RNAplymerase Ⅲ 就可以合成一条 RNA 链，这条 RNA 链可以通过两端的 21 个左右的核苷酸反向互补特性而形成发夹样双链结构，从而起到基因抑制作用。这种技术操作简便，成本低，与直接导入 siRNA 相比，DNA 质粒更易导入细胞内，而且质粒导入细胞后存在时间长且稳定，对靶基因的表达抑制效率高，便于进行较长时间的基因功能研究，因而成为一种热门技术。近年来，多位作者几乎同时报道了利用上述载体技术成功地抑制哺乳动物细胞基因表达的实验。除质粒载体外，现已有成功地采用逆转录病毒载体和腺病毒载体将表达 siRNA 的 DNA 模板序列转移入哺乳动物细胞的报道。

（四）应用前景

随着生物技术的发展，对基因功能的研究帮助了人们更好地认识基因表达调控的本质并加以利用，与此同时，新兴的基因沉默技术也在不断涌现。研究结果显示，基因沉默技术已应用于各种药物的研发中。基因沉默技术也以独特优势在肿瘤治疗领域发挥重要作用，同时基因沉默技术可望在抗肿瘤、抗病毒、基因组学以及法医学等领域成为探究疾病机制的重要手段。总之，基因沉默技术可能为许多疾病提供新的治疗方法，为基因疗法提供有力工具，尤其在癌症治疗方面有良好的发展前景。笔者课题组通过对大鼠缺血、创伤脑水肿模型实验，进行 AQP4 基因沉默，应用多模态 MR 监测脑水肿的动态变化规律，获得了可喜结果。有理由相信基因沉默技术会在更多领域广泛应用，必将促进分子生物学及整个生命科学的发展，为人类健康做出更大的贡献！

（刘 衡 鲁 宏）

参考文献

[1] Brousset P, Delsol G. Impact of the pathology in modern medicine[J]. Med Sci (Paris), 2011, 27 (6–7): 651–655.

[2] Saad AJ. The future of pathology is now[J]. Arch Pathol Lab Med, 2014, 138(1): 9–11.

[3] Underwood JC. More than meets the eye: the changing face of histopathology[J]. Histopathology, 2017, 70(1): 4–9.

[4] de Boer P, Hoogenboom JP, Giepmans BN. Correlated light and electron microscopy: ultrastructure lights up[J]. Nat Methods, 2015, 12(6): 503–513.

[5] Mertz J. Optical sectioning microscopy with planar or structured illumination[J]. Nat Methods, 2011, 8(10): 811–819.

[6] Ryan J, Gerhold AR, Boudreau V, et al. Introduction to Modern Methods in Light Microscopy[J]. Methods Mol Biol, 2017, 1563: 1–15.

[7] McNamara G, Difilippantonio M, Ried T, et al. Microscopy and Image Analysis[J]. Curr Protoc Hum Genet, 2017, 94: 4.4.1–4.4.89.

[8] Simon-Stickley A. Image and Imagination of the Life Sciences: The Stereomicroscope on the Cusp of Modern Biology[J]. NTM, 2019, 27(2): 109–144.

[9] Shah PU, Mane DR, Angadi PV, et al. Efficacy of stereomicroscope as an aid to histopathological diagnosis[J]. J Oral Maxillofac Pathol, 2014, 18(3): 356– 360.

[10] Gacek G. Stereo microscope, neglected tool[J]. Postepy Biochem, 2017, 63(1): 68–73.

[11] Dongre A, Bhisey P, Khopkar U. Polarized light microscopy[J]. Indian J Dermatol Venereol Leprol, 2007, 73(3): 206–208.

[12] Oldenbourg R. Polarized light microscopy: principles and practice[J]. Cold Spring Harb Protoc, 2013, 2013(11): pdb.top078600.

[13] Wong C, Pawlowski ME, Tkaczyk TS. Simple ultraviolet microscope using off-the-shelf components for point-of-care diagnostics[J]. PLoS One, 2019, 14(4): e0214090.

[14] Amos B. Lessons from the history of light microscopy[J]. Nat Cell Biol, 2000, 2(8): E151–E152.

[15] Sjollema KA, Schnell U, Kuipers J, et al. Correlated light microscopy and electron microscopy[J]. Methods Cell Biol, 2012, 111: 157–173.

[16] Knott G, Genoud C. Is EM dead[J]. J Cell Sci, 2013, 126(Pt 20): 4545–4552.

[17] Falsafi SR, Rostamabadi H, Assadpour E, et al. Morphology and microstructural analysis of bioactive-loaded micro/nanocarriers via microscopy techniques; CLSM/SEM/TEM/AFM[J]. Adv Colloid Interface Sci, 2020, 280: 102166.

[18] Elbaum M. Quantitative Cryo-Scanning Transmission Electron Microscopy of Biological Materials[J]. Adv Mater, 2018, 30(41): e1706681.

[19] Fischer ER, Hansen BT, Nair V, et al. Scanning electron microscopy[J]. Curr Protoc Microbiol, 2012, Chapter 2: Unit 2B.2.

[20] Crawford BJ, Burke RD. TEM and SEM methods[J]. Methods Cell Biol, 2004, 74: 411–441.

[21] Im K, Mareninov S, Diaz M, et al. An Introduction to Performing Immunofluorescence Staining[J]. Methods Mol Biol, 2019, 1897: 299–311.

[22] Mohan KH, Pai S, Rao R, et al. Techniques of immunofluorescence and their significance[J]. Indian J Dermatol Venereol Leprol, 2008, 74(4): 415–419.

[23] Borzacchiello G, Roperto F. Double-labeling immunofluorescence: an alternative to detect multiple antigens in tissue sections[J]. Vet Pathol, 2006, 43(1): 83.

[24] Barbierato M, Argentini C, Skaper SD. Indirect immunofluorescence staining of cultured neural cells[J]. Methods Mol Biol, 2012, 846: 235–246.

[25] Kim RH, Brinster NK. Practical Direct Immunofluorescence[J]. Am J Dermatopathol, 2020, 42(2): 75–85.

[26] Pástor MV. Direct immunofluorescent labeling of cells[J]. Methods Mol Biol, 2010, 588: 135–142.

[27] Boocock CA. Double indirect-immunofluorescent labeling of cultured cells[J]. Methods Mol Biol, 1990, 5: 473–485.

[28] White J. Reflecting on confocal microscopy: a personal perspective[J]. Methods Mol Biol, 2014,

1075: 1–7.

[29] Zhang Y, Hu B, Dai Y, et al. A new multichannel spectral imaging laser scanning confocal microscope[J]. Comput Math Methods Med, 2013, 2013: 890203.

[30] Bayguinov Peter O, Oakley Dennis M, Chien-Cheng S, et al. Modern Laser Scanning Confocal Microscopy[J]. Current protocols in cytometry, 2018, 85(1): e39.

[31] Paddock Stephen W, Eliceiri Kevin W. Laser scanning confocal microscopy: history, applications, and related optical sectioning techniques[J]. Methods Mol Biol, 2014, 1075: 9–47.

[32] Orla H, James H, Chris E. Advanced microscopy: laser scanning confocal microscopy[J]. Methods Mol Biol, 2011, 784: 169–180.

[33] Paddock SW. Confocal laser scanning microscopy[J]. Biotechniques. 1999, 27(5): 992–6, 998–1002, 1004.

[34] 卓荦，胡乐生，周兰，等 . 共聚焦激光扫描显微镜在法医病理学中的应用 [J]. 法医学杂志，2009, 25(6): 455–458.

[35] Halbhuber KJ, König K. Modern laser scanning microscopy in biology, biotechnology and medicine[J]. Ann Anat, 2003, 185(1): 1–20.

[36] Hortolà P. Microscopic imaging of human bloodstains: testing the potential of a confocal laser scanning microscope as an alternative to SEMs[J]. Micron, 2020, 130: 102821.

[37] Mori H, Cardiff RD. Methods of Immunohistochemistry and Immunofluorescence: Converting Invisible to Visible[J]. Methods Mol Biol, 2016, 1458: 1–12.

[38] Sargent PB. Double-label immunofluorescence with the laser scanning confocal microscope using cyanine dyes[J]. Neuroimage, 1994, 1(4): 288–295.

[39] Laurent M, Johannin G, Gilbert N, et al. Power and limits of laser scanning confocal microscopy[J]. Biol Cell, 1994, 80(2–3): 229–240.

[40] Brunstein J. PCR: the basics of the polymerase chain reaction[J]. MLO Med Lab Obs, 2013, 45(4): 32,34–35.

[41] Waters DL, Shapter FM. The polymerase chain reaction (PCR): general methods[J]. Methods Mol Biol, 2014, 1099: 65–75.

[42] Green MR, Sambrook J. The Basic Polymerase Chain Reaction (PCR)[J]. Cold Spring Harb Protoc, 2018(5).

[43] Mullis K, Faloona F, Scharf S, et al. Specific enzymatic amplification of DNA in vitro: the polymerase chain reaction[J]. Cold Spring Harb Symp Quant Biol, 1986, 51 Pt 1: 263–273.

[44] Lorenz TC. Polymerase chain reaction: basic protocol plus troubleshooting and optimization strategies[J]. J Vis Exp, 2012, (63): e3998.

[45] Frohman MA, Dush MK, Martin GR. Rapid production of full-length cDNAs from rare transcripts: amplification using a single gene-specific oligonucleotide primer[J]. Proc Natl Acad Sci U S A, 1988, 85(23): 8998–9002.

[46] Cao L, Cui X, Hu J, et al. Advances in digital polymerase chain reaction (dPCR) and its emerging biomedical applications[J]. Biosens Bioelectron, 2017, 90: 459–474.

[47] Lo YM, Chan KC. Introduction to the polymerase chain reaction[J]. Methods Mol Biol, 2006, 336: 1–10.

[48] Green MR, Sambrook J. Nested Polymerase Chain Reaction (PCR)[J]. Cold Spring Harb Protoc, 2019(2).

[49] Green MR, Sambrook J. Polymerase Chain Reaction[J]. Cold Spring Harb Protoc, 2019(6).

[50] Du SH, Li DR, Wang HJ, Wang Q. Application of RT-qPCR in the Study of Forensic Pathology[J]. Fa Yi Xue Za Zhi, 2017, 33(5): 526–531.

[51] Sochivko DG, Fedorov AA, Alekseev YI, et al. Mathematical model of polymerase chain reaction with temperature–dependent parameters[J]. Dokl Biochem Biophys, 2017, 472(1): 77–80.

[52] Wagner FF, Flegel WA, Bittner R, et al. Molecular typing for blood group antigens within 40 min by direct polymerase chain reaction from plasma or serum[J]. Br J Haematol, 2017, 176(5): 814–821.

[53] Zhu H, Zhang H, Xu Y, et al. PCR past, present and future[J]. Biotechniques, 2020, 69(4): 317–325.

[54] Rüdiger N. Polymerase chain reaction–-application of the technique[J]. Ugeskr Laeger, 2003, 165(8): 783–785.

[55] Yokota S, Abe T. Polymerase chain reaction (PCR)–-a novel tool for the molecular diagnosis of neoplasms[J]. Gan To Kagaku Ryoho, 1990, 17(8 Pt 1): 1395–1401.

[56] Erlich HA. Principles and applications of the polymerase chain reaction[J]. Rev Immunogenet, 1999, 1(2): 127–134.

[57] Smith CJ, Osborn AM. Advantages and limitations of quantitative PCR (Q–PCR)–based approaches in microbial ecology[J]. FEMS Microbiol Ecol, 2009, 67(1): 6–20.

[58] Raso A, Biassoni R. A Quarter Century of PCR-Applied Techniques and Their Still-Increasing Fields of Use[J]. Methods Mol Biol, 2020, 2065: 1–4.

[59] Staněk L. Polymerase chain reaction: basic principles and applications in molecular pathology[J]. Cesk Patol, 2013, 49(3): 119–121.

[60] Green MR, Sambrook J. Analysis and Normalization of Real–Time Polymerase Chain

Reaction (PCR) Experimental Data[J]. Cold Spring Harb Protoc, 2018(10).

[61] Garcia JG, Ma SF. Polymerase chain reaction: a landmark in the history of gene technology[J]. Crit Care Med, 2005, 33(12 Suppl): S429–S432.

[62] Kurien BT, Scofield RH. Western blotting: an introduction[J]. Methods Mol Biol, 2015, 1312: 17–30.

[63] Hnasko TS, Hnasko RM. The Western Blot[J]. Methods Mol Biol, 2015, 1318: 87–96.

[64] Kim B. Western Blot Techniques[J]. Methods Mol Biol, 2017, 1606: 133–139.

[65] rndt C, Koristka S, Feldmann A, et al. Native Polyacrylamide Gels[J]. Methods Mol Biol, 2019, 1855: 87–91.

[66] Kurien BT, Aggarwal R, Scofield RH. Protein Extraction from Gels: A Brief Review[J]. Methods Mol Biol, 2019, 1855: 479–482.

[67] Kurien BT, Scofield RH. Extraction of proteins from gels: a brief review[J]. Methods Mol Biol, 2012, 869: 403–405.

[68] Litovchick L. Resolving Proteins for Immunoblotting by Gel Electrophoresis[J]. Cold Spring Harb Protoc, 2018(10).

[69] Kavran JM, Leahy DJ. Silver staining of SDS-polyacrylamide gel[J]. Methods Enzymol, 2014, 541: 169–176.

[70] Kurien BT, Scofield RH. Artifacts and Common Errors in Protein Gel Electrophoresis[J]. Methods Mol Biol, 2019, 1855: 511–518.

[71] 高艳利, 杨思文, 樊凯奇, 等. SDS-PAGE 电泳技术分析蛋白质的研究 [J]. 辽宁化工, 2007, 36(7): 460–463.

[72] Koristka S, Arndt C, Bergmann R, et al. Isolation of Proteins from Polyacrylamide Gels[J]. Methods Mol Biol, 2019, 1855: 461–465.

[73] 周晓楠, 宋雪兰, 杨媛, 等. 基因沉默策略及其应用研究进展 [J]. 昆明医科大学学报, 2018, 39(1): 131–135.

[74] Pandey P, Senthil-Kumar M, Mysore KS. Advances in plant gene silencing methods[J]. Methods Mol Biol, 2015, 1287: 3–23.

[75] Pickford AS, Cogoni C. RNA-mediated gene silencing[J]. Cell Mol Life Sci, 2003, 60(5): 871–882.

[76] Zetter BR, Banyard J. Cancer. The silence of the genes[J]. Nature, 2002, 419(6907): 572–573.

[77] Kleer CG, Cao Q, Varambally S, et al. EZH2 is a marker of aggressive breast cancer and promotes neoplastic transformation of breast epithelial cells[J]. Proc Natl Acad Sci U S A, 2003, 100(20): 11606–11611.

[78] van Kemenade FJ, Raaphorst FM, Blokzijl T, et al. Coexpression of BMI-1 and EZH2 polycomb-group proteins is associated with cycling cells and

degree of malignancy in B-cell non-Hodgkin lymphoma[J]. Blood, 2001, 97(12): 3896–3901.

[79] Han H. RNA Interference to Knock Down Gene Expression[J]. Methods Mol Biol, 2018, 1706: 293–302.

[80] Kutter C, Svoboda P. miRNA, siRNA, piRNA: Knowns of the unknown[J]. RNA Biol, 2008, 5(4): 181–188.

[81] Ohta A, Inoue A, Taira K. Basic research on and application of RNA interference[J]. Gan To Kagaku Ryoho, 2004, 31(6): 827–831.

[82] Agrawal N, Dasaradhi PV, Mohmmed A, et al. RNA interference: biology, mechanism, and applications[J]. Microbiol Mol Biol Rev, 2003, 67(4): 657–685.

[83] Wassenegger M. Gene silencing[J]. Int Rev Cytol, 2002, 219: 61–113.

[84] Weinberg MS, Morris KV. Transcriptional gene silencing in humans[J]. Nucleic Acids Res, 2016, 44(14): 6505–6517.

[85] Kawasaki H, Taira K. Transcriptional gene silencing by short interfering RNAs[J]. Curr Opin Mol Ther, 2005, 7(2): 125–131.

[86] Naghizadeh S, Mansoori B, Mohammadi A, et al. Gene Silencing Strategies in Cancer Therapy: An Update for Drug Resistance[J]. Curr Med Chem, 2019, 26(34): 6282–6303.

[87] Voinnet O. Post-transcriptional RNA silencing in plant-microbe interactions: a touch of robustness and versatility[J]. Curr Opin Plant Biol, 2008, 11(4): 464–470.

[88] Weng Y, Xiao H, Zhang J, et al. RNAi therapeutic and its innovative biotechnological evolution[J]. Biotechnol Adv, 2019, 37(5): 801–825.

[89] 蒋锡丽, 鲁宏, 陈建强, 等. AQP4 基因沉默对脑水肿的影响及影像改变 [J]. 国际医学放射学杂志, 2016, 39(5): 495–499.

[90] 吕伟, 宋振全, 毛振立, 等. RNA 干扰 AQP4 对创伤性脑水肿血脑屏障的保护作用 [J]. 中华神经外科疾病研究杂志, 2013, 12(5): 426–430.

[91] Singh A, Trivedi P, Jain NK. Advances in siRNA delivery in cancer therapy[J]. Artif Cells Nanomed Biotechnol, 2018, 46(2): 274–283.

[92] Badia R, Ballana E, Esté JA, et al. Antiviral treatment strategies based on gene silencing and genome editing[J]. Curr Opin Virol, 2017, 24: 46–54.

[93] Baltusnikas J, Satkauskas S, Lundstrom K. Long-Term Transcriptional Gene Silencing by RNA Viruses[J]. Trends Biochem Sci, 2018, 43(6): 397–401.

[94] Bestor TH. Gene silencing as a threat to the success of gene therapy[J]. J Clin Invest, 2000, 105(4): 409–411.

第 5 章 多模态磁共振成像在脑水肿诊断中的应用

一、多模态磁共振成像的序列介绍

多模态磁共振成像（multimodal magnetic resonance imaging，MM-MRI）是采用多种磁共振加权模式特别是功能磁共振序列检查，以达到对检查部位的形态和功能的精准诊断的一种磁共振检查模式。由于影像学的快速发展，多模态影像学（multimodal imaging，MMI）逐渐兴起，它不仅仅局限于一种检查设备，现已涉及多种影像设备，以功能互相弥补，如 MR、计算机断层扫描（computed tomography，CT）、超声、正电子发射型计算机断层显像（positron emission computed tomography，PET）等多种影像检查方法相互印证，为临床提供了有效、精准诊疗手段。本书就脑水肿的 MM-MRI 所涉及磁共振成像的几种序列进行介绍。

（一）T_1 加权成像

T_1 加权成像（T_1 weighted image，T_1WI）是指主要对比度决定于组织间或组织状态间 T_1 差别的磁共振图像。采用短 TR（$< 500ms$）和短 TE（$< 25ms$）扫描。取短 TR 进行扫描时，脂肪等短 T_1 组织尚可充分弛豫，而脑脊液等长 T_1 组织在给定 TR 时间内的弛豫量相对较少。因此，它们在下个 RF 脉冲出现时对能量的吸收程度也就不同，短 T_1 组织因吸收能量多而显示强信号，长 T_1 组织则因饱和而不能吸收太多的能量，进而表现出低信号。组织间信号强度的这种变化必然使图像的 T_1 对比度得到增强。MRI 图像若主要反映的是组织间 T_1 值差别，为 T_1WI。

（二）T_2 加权成像

T_2 加权成像（T_2 weighted image，T_2WI）是指主要对比度决定于组织间或组织

状态间 T_2 差别的磁共振图像。采用长 TR（1500～2500ms）和长 TE（90～120ms）的扫描参数获取。在长 TR 的情况下，扫描周期内纵向磁化矢量已按 T_1 时间常数充分弛豫。采用长的 TE 后，信号中的 T_1 效应也被进一步排除。长 TE 的另一作用是突出液体等横向弛豫较慢的组织之信号。一般病变部位都会出现大量水的聚集，使局部组织总水（包括自由水和结合水）含量增加，用 T_2WI 可以非常满意地显示这种水的分布。因此，T_2WI 在确定病变范围上有重要作用。MRI 图像上主要反映的是组织间 T_2 值差别，为 T_2WI。

与 CT 检查的单一密度参数成像不同，MRI 检查有多个成像参数的特点。MRI 检查是根据组织信号（即灰度）变化进行疾病诊断。一般而言，组织信号越强，图像上相应部分就越亮；组织信号越弱，图像上相应部分就越暗。但应注意，在 T_1WI 和 T_2WI 图像上，弛豫时间 T_1 值和 T_2 值的长短与信号强度的高低之间的关系有所不同，短的 T_1 值（简称为短 T_1）呈高信号，如脂肪组织；长的 T_1 值（简称长 T_1）为低信号，如脑脊液；短的 T_2 值（简称短 T_2）为低信号，如骨皮质；长的 T_2 值（简称长 T_2）为高信号，如脑脊液。

（三）T_2 磁共振成像液体衰减反转恢复序列

T_2 磁共振成像液体衰减反转恢复（fluid attenuation inversion recovery，FLAIR）序列是 IR 序列与 FSE 结合序列。在 FSE 序列前，先给予一个 180° 脉冲对纵向磁矩进行翻转，选择较长的 T_1 时间，可使游离水的纵向磁矩处于零水平时启动后续的 FSE 序列，达到选择性抑制自由水信号的作用，而结合水不能受抑制。如脑脊液是自由水呈低信号，但脑组织病变水肿为结合水仍呈高信号，由于脑脊液是 T_2 加权图像上的主要高信号来源，脑脊液信号的降低将突出脑组织中，尤其是脑室周边的病变组织的高信号，所以，目前 T_2FLAIR 序列在临床上应用较多。

（四）弥散加权成像

弥散加权成像（diffusion-weighted imaging，DWI）是采用回波平面成像序列，TR 9000ms，TE 102ms，b 值可为 $0s/mm^2$、$600s/mm^2$、$800s/mm^2$、$1000s/mm^2$、$1200s/mm^2$……在 x、y、z 轴三个互相垂直的方向上施加弥散敏感梯度，从而获得反映体内水分子弥散运动状况的 MR 成像。在 DWI 中以表观弥散系数［apparent diffusion coefficient，ADC；ADC=In（S1/S0）/（bo–b1），S1 为 b=N 的信号强度，S0 为 b=0 的信号强度，In 为自然对数］描述组织中水分子弥散的快慢，并可得到 ADC 图。将每一像素的 ADC 值进行对数运算后即可得到 DWI 图。DWI 的临床应用是缺血性脑梗死的早期诊断，常规 MRI 为阴性，而 DWI 上可表现为高信号。在大鼠 MCAO 模型中发现栓塞后 15min 即可在缺血区出现 DWI 高信号，同时 ADC 值明显下降，其成像病理机制是细胞内水肿。

从 ADC=In（S1/S0）/（bo-b1）公式不难看出，ADC 图与 DWI 图的信号强度呈负指数函数关系，直观显示即 ADC 图低信号，则 DWI 上呈高信号。但 DWI 图像并非由单一的 ADC 值决定，主要包括 ADC 值和 T_2 穿透效应两个影响因素，即当组织的 ADC 值和 T_2 值都低时，DWI 高信号为该组织的弥散真实反映；当组织的 ADC 值低，而 T_2 值却升高，此时的 DWI 高信号的一部分由 T_2 值升高所贡献，这就是 T_2 穿透效应；当组织的 ADC 值和 T_2 值都升高时，DWI 上信号高低取决于这两者因素谁占主导地位，若 ADC 值升高占主导，则 DWI 信号下降；反之，T_2 值都升高占主导，DWI 信号升高。组织的 ADC 值主要由水分子的弥散度决定，但还受到组织的 pH、黏滞度及温度等因素的影响。

在研究脑水肿时，正是应用了上述原理，采用 MM-MRI 成像来鉴别脑水肿类型，并据此精准诊断脑缺血半暗带、创伤半暗带，并为其治疗评估提供依据。

（五）磁共振灌注成像

脑灌注成像（perffusion weighted imaging，PWI）是最先用于脑部的一种磁共振功能成像技术，多采用 EPI 序列、扫描 10～13 层，每层 20～40 幅图像。顺磁性对比剂高压注射后，以 2ml/s 或更快速率，对 10～13 层反复成像，观察对比剂通过组织信号变化情况，在 T_2WI 中，对比剂通过时，组织信号强度下降，而对比剂通过后，信号会部分恢复。忽略 T_1 效应，则 T_2WI 的信号强度变化率与局部对比剂浓度成正比，与脑血容量成正比。连续测量，产生时间 – 信号强度曲线，分析曲线、对每个像素积分运算得到脑血容量、脑血流量、平均通过时间、达峰时间图。PWI 临床应用早期脑缺血诊断，PWI 可以早期发现急性脑缺血灶，评估半暗带，观察血管形态和血管化程度评价颅内肿瘤的不同类型。但 PWI 成像病理基础是血脑屏障的完整性受到破坏，与动脉自旋标记（arterial spin labeling，ASL）成像有本质区别。

（六）动脉自旋标记成像

ASL 利用血液中水分子作为内源性示踪剂进行颅脑灌注成像的 MRI 技术，其优点是不需要注射对比剂、与血脑屏障的完整性无关，与微循环（毛细血管）、血管内皮生长因子（vascular endothelial growth factor，VEGF）呈正相关。按标记方式分为脉冲式标记、连续式标记和准连续式标记。临床上多采用准连续式标记，又按标记后延迟（post-labeling delay，PLD）的时间分别采集图像。目前临床常用 PLD 1.5s 和 2.5s，PLD 1.5s 是反映灌注的行为，判定前向血流情况，评估血管狭窄及梗阻部位；PLD 2.5s 是反映梗阻后侧支循环建立情况，脑组织再灌注情况。ASL 与 MM-MRI 结合对脑缺血半暗带的精准诊断、指导治疗及评估疗效具有非常重要的价值，同时也常用于对良恶性肿瘤的鉴别。

（七）磁敏感加权成像

磁敏感加权成像（susceptibility weighted imaging，SWI）对于显示静脉血管、血液成分（如出血后各期代谢产物）、钙化、铁沉积等非常敏感，已广泛应用于各种出血性病变、异常静脉血管性病变、肿瘤及变性类疾病的诊断及铁含量的定量分析。笔者应用 SWI 对脑缺血区的出血转化风险及脑创伤的中心区进行界定，取得非常满意的效果。

二、脑水肿的多模态磁共振成像

（一）脑水肿的病理变化

前文已叙述，通常把脑水肿分为 4 种类型。以细胞膜为界总体上可分为两种基本类型：一种是细胞内水肿，包括细胞毒性水肿和渗透压性水肿；另一种是细胞外水肿，包括血管源性水肿和间质性水肿。细胞内水肿的病理改变是水分子跨过细胞膜从组织间进入细胞内，使细胞器肿胀，胞质增多，整个细胞体积增大、形态变圆，使细胞间隙变小，同时细胞外水分子减少。就局部组织而言，只是水分子在细胞内外的分布发生了变化，总水含量没有变化，但水分子在细胞间的弥散能力受限了（图 5-1）。细胞外水肿主要是由于血脑屏障被破坏，血管内的水分子通过血脑屏障渗出到细胞外的组织间隙，组织间液增多，使组织间隙扩大，细胞及血管受压。局部组织的总水含量增加，水分子在细胞间的弥散能力增加（图 5-2）。

（二）脑水肿的多模态磁共振成像

1. 细胞内水肿的多模态磁共振成像表现

因细胞内水肿组织的总水量不变，T_2 值未变化，所以 T_2WI 和 T_2FLAIR 未见异常；细胞体积增大、细胞间隙变小，水分子弥散能力受限，在 DWI 上呈高信号，同时在 ADC 上呈低信号（ADC 值下降）。常发生于脑梗死早期、低渗性脑水肿、中毒性脑水肿（图 5-3）。

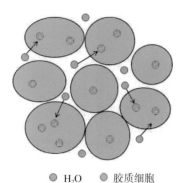

●H₂O　●胶质细胞

▲ 图 5-1　细胞内水肿模式图

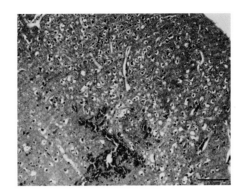

▲ 图 5-2　血管源性水肿（HE，200×）

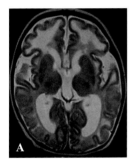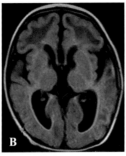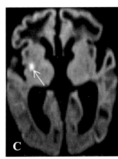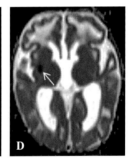

▲ 图 5-3　细胞内水肿多模态磁共振成像（右侧基底节区急性脑梗死）

A. T_2WI，未见异常；B. T_2FLAIR，未见异常；C. DWI，右侧基底节区点状高信号（白箭）；D. ADC，右侧基底节区点状低信号（白箭）

2. 细胞外水肿的多模态磁共振成像表现

由于水肿组织的总水含量增加，这种增加的水又以结合水（黏附蛋白质分子）为主，组织 T_2 值增加，在 T_2WI 和 T_2FLAIR 上均呈高信号。水分子在组织间的弥散能力增加，ADC 值升高，ADC 图信号升高；DWI 同样呈高信号，这主要是由于 T_2 穿透效应的贡献较大。常见于创伤性脑水肿、脑梗死中晚期和间质性脑水肿（图 5-4）。

在疾病的病理过程中，往往各种类型的水肿是同时存在的，只是在某一阶段以某类水肿占主导地位，随着病程的进展，水肿类型也发生相应的变化。如脑梗死早期是细胞内水肿，中晚则以血管源性水肿为主；脑创伤早期以血管性水肿为主，随后出现细胞内水肿。水肿类型与病灶部位也有密切关系。因此，通过 MM-MRI 鉴别的水肿类型可以精准诊断疾病的发生、发展过程，并为其疗效评估提供影像依据（表 5-1）。

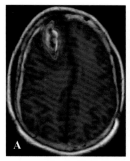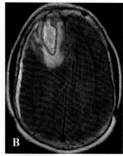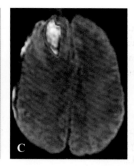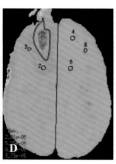

▲ 图 5-4　血管源性水肿多模态磁共振成像（右侧大脑额叶脑创伤）

A. T₁WI；B. T₂FLAIR；C. DWI；A 至 C 均显示右侧额叶区片状高信号；D. ADC，右侧额叶创伤中心稍低，周边片状高信号

表 5-1　多模态磁共振成像表现与脑水肿类型之间的关系

类　型	T₂WI 和 T₂FLAIR	DWI	ADC	常见疾病
细胞内水肿	未见异常	高信号	低信号	脑梗死早期、低渗性脑水肿、中毒性脑水肿
细胞外水肿	高信号	高信号	高信号	创伤性脑水肿、脑梗死中晚期和间质性脑水肿

（鲁　宏　任欢欢）

参 考 文 献

[1] Hanstock CC, Faden AI, Bendall MR, et al. Diffusion-weighted imaging differentiates ischemic tissue from traumatized tissue[J]. Stroke, 1994, 25(4): 843-848.

[2] Gauvrit J Y, Leclerc X, Girot M, et al. Fluid-attenuated inversion recovery (FLAIR) sequences for the assessment of acute stroke: inter observer and inter technique reproducibility[J]. J Neurol, 2006, 253(5): 631-635.

[3] Galloway N R, Tong K A, Ashwal S, et al. Diffusion-weighted imaging improves outcome prediction in pediatric traumatic brain injury[J]. J Neurotrauma, 2008, 25(10): 1153-1162.

[4] Ebisu T, Naruse S, Horikawa Y, et al. Discrimination between different types of white matter edema with diffusion-weighted MR imaging[J]. J Magn Reson Imaging, 1993, 3(6): 863-868.

[5] Ashikaga R, Araki Y, Ishida O. MRI of head injury using FLAIR[J]. Neuroradiology, 1997, 39(4): 239-242.

[6] Burdette J H, Elster A D, Ricci P E. Acute cerebral infarction: quantification of spin-density and T2shine-through phenomena on diffusion-weighted MR images[J]. Radiology, 1999, 212(2): 333-339.

[7] Kim B, Yi K, Jung S, et al. Clinical applications and characteristics of apparent diffusion coefficient maps for the brain of two dogs[J]. J Vet Sci, 2014, 15(3): 455-458.

[8] Geurts B H, Andriessen T M, Goraj B M, et al. The reliability of magnetic resonance imaging in traumatic brain injury lesion detection[J]. Brain Inj, 2012, 26(12): 1439-1450.

[9] 姬军军，祝翠玲，苏亮，等. 磁共振相对表观扩散系数对脑水肿类型判断的价值 [J]. 长治医学院学报，2018, 32(4): 299-302.

[10] Gennarelli TA. Mechanisms of brain injury[J]. J Emerg Med, 1993, 11 Suppl 1: 5-11.

[11] Gentry LR. Imaging of closed head injury[J]. Radiology, 1994, 191(1): 1-17.

[12] Alsop DC, Murai H, Detre JA, et al. Detection of acute pathologic changes following experimental traumatic brain injury using diffusion-weighted magnetic resonance imaging[J]. J Neurotrauma,

1996, 13(9): 515–521.

[13] Kawamata T, Katayama Y, Mori T, et al. Mechanisms of the mass effect of cerebral contusion: ICP monitoring and diffusion MRI study[J]. Acta Neurochir Suppl, 2002, 81: 281–283.

[14] Kawamata T, Katayama Y, Aoyama N, et al. Heterogeneous mechanisms of early edema formation in cerebral contusion: diffusion MRI and ADC mapping study[J]. Acta Neurochir Suppl, 2000, 76: 9–12.

[15] Donkin J J, Vink R. Mechanisms of cerebral edema in traumatic brain injury: therapeutic developments[J]. Curr Opin Neurol, 2010, 23(3): 293–299.

[16] Lescot T, Fulla–Oller L, Po C, et al. Temporal and regional changes after focal traumatic brain injury[J]. J Neurotrauma, 2010, 27(1): 85–94.

[17] Maegele M, Stuermer E K, Hoeffgen A, et al. Multimodal MR imaging of acute and subacute experimental traumatic brain injury: Time course and correlation with cerebral energy metabolites[J]. Acta Radiol Short Rep, 2015, 4(1): 526098426.

[18] Hudak AM, Peng L, Marquez DLPC, et al. Cyto-toxic and vasogenic cerebral oedema in traumatic brain injury: assessment with FLAIR and DWI imaging[J]. Brain Inj, 2014, 28(12): 1602–1609.

[19] Stein SC, Graham DI, Chen XH, et al. Association between intravascular microthrombosis and cerebral ischemia in traumatic brain injury[J]. Neurosurgery, 2004, 54(3): 687–691.

[20] Marmarou A, Signoretti S, Fatouros P P, et al. Predominance of cellular edema in traumatic brain swelling in patients with severe head injuries[J]. J Neurosurg, 2006, 104(5): 720–730.

[21] Schneider G, Fries P, Wagner–Jochem D, et al. Pathophysiological changes after traumatic brain injury: comparison of two experimental animal models by means of MRI[J]. MAGMA, 2002, 14(3): 233–241.

[22] Duckworth JL, Stevens RD. Imaging brain trauma[J]. Curr Opin Crit Care, 2010, 16(2): 92–97.

[23] Geurts BH, Andriessen TM, Goraj BM, et al. The reliability of magnetic resonance imaging in traumatic brain injury lesion detection[J]. Brain Inj, 2012, 26(12): 1439–1450.

[24] Sigmund GA, Tong KA, Nickerson JP, et al. Multimodality comparison of neuroimaging in pediatric traumatic brain injury[J]. Pediatr Neurol, 2007, 36(4): 217–226.

[25] Shi Zhong–Fang, Fang Qing, Chen Ye, et al. Methylene blue ameliorates brain edema in rats with experimental ischemic stroke via inhibiting aquaporin 4 expression[J].Acta Pharmacol Sin, 2020, 14. Online ahead of print.

[26] Li Zhiguo, Li Minshu, Shi Samuel X, et al. Brain transforms natural killer cells that exacerbate brain edema after intracerebral hemorrhage[J].J Exp Med, 2020, 217: undefined.

[27] Murata Yukie, Sugimoto Kana, Yang Chihpin et al. Activated microglia–derived macrophage-like cells exacerbate brain edema after ischemic stroke correlate with astrocytic expression of aquaporin–4 and interleukin–1 alpha release[J]. Neurochem Int, 2020, 140: 104848.

[28] Xu Miao, Su Wei, Xu Qiu–ping, Aquaporin–4 and traumatic brain edema[J].Chin J Traumatol, 2010, 13(2): 103–110.

[29] Clément Tifenn, Rodriguez–Grande Beatriz, Badaut Jérôme.Aquaporins in brain edema[J]. J Neurosci Res, 2020, 98(1): 9–18.

[30] Wang Haining, Chen Hongping, Jin Jing, et al. Inhibition of the NLRP3 inflammasome reduces brain edema and regulates the distribution of aquaporin–4 after cerebral ischaemia-reperfusion[J].Life Sci, 2020, 251: 117638.

第 6 章　缺血半暗带的分子影像

一、缺血半暗带的病理机制

随着全球人口老龄化，脑血管疾病发病率逐年攀升，已经成为老年患者高死亡率的主要原因，虽经治疗少数可挽救生命，但致残率也极高，严重威胁着人类的生命健康和生存质量。临床上脑缺血是一个渐进的病理发展过程，缺血中晚期的大部分脑组织已出现坏死，是不可逆损伤，失去了临床治疗价值。而唯一的希望是在缺血早期存在一个短暂的脑损伤"时间窗"，此阶段脑组织是可逆性脑损伤，即缺血半暗带（ischemic penumbra，IP），它是目前治疗脑缺血的靶区，也是临床研究的热点。

早在 1981 年，Abtrup 提出"缺血半暗带"概念，对脑缺血的研究进入新时代。缺血半暗带被定义为缺血中心灶周围的正常突触传递被抑制或者被完全阻断、电活动异常，但组织结构完整，处于低灌注，但能量代谢尚存的可逆性脑组织，即这部分脑组织的处于血流低灌注但脑组织结构尚完整，经过及时有效治疗是完全可以恢复成正常的脑组织。有研究认为缺血半暗带可能与细胞凋亡相关，还有学者观察到缺血半暗带中存在神经元肿胀、胶质细胞反应、细胞骨架正常或轻微改变，缺血 2d 后该区范围明显缩小。Symon 于 1977 年提出缺血半暗带的血流量阈值为 15ml/(100g·min)，若增加相对脑血流量（relative cerebral blood flow，rCBF），部分脑组织功能可恢复；当脑血流量降至 6ml/(100g·min)，脑组织功能就不能再恢复。因此有人认为若脑损伤周围组织的血流量介于 6ml/(100g·min)～15ml/(100g·min) 时应称为"缺血半暗带"。之后研究者们对此阈值持不同观点，界定缺血半暗带脑血流量的最佳阈值的波动范围很大，从 14.1ml/(100g·min)～35.0ml/(100g·min)。

笔者团队通过对栓塞/再灌注大鼠模型进行研究，将栓塞时间分为早期（＜1h）、中期（1～6h）、晚期（6～24h），并在每个时间段选一组进行再灌注，发现在栓塞 15min 后即出现病理变化，显示细胞内水肿，即细胞器肿胀、细胞增大、气球样变，但细胞膜完整（图 6-1）；再灌注时早期脑梗死组全部恢复正常，中期部分动物的梗死灶部分好转（图 6-2）；中期梗死组织开始出现血管源性水肿（血脑屏障被破坏，组织间隙增宽等）和细胞凋亡（图 6-3A 和 B），晚期出现大量的小胶质细胞聚集和坏死（图 6-3C）。而晚期再灌注时梗死灶不但未见好转，大部分可见现象。实验结果表明，在早期脑梗死和部分中期脑梗死存在缺血半暗带，其主要病理改变是细胞内水肿，部分中期脑梗死及晚期脑梗死失去缺血半暗带，再灌注时会导致再灌注损伤，即出血转化（hemorrhagic transformation，HT）。

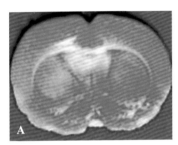 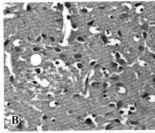 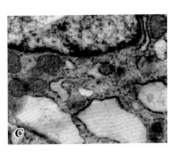

▲ 图 6-1　脑栓塞 15min 后组织变化

A. TTC 染色；B. HE，200×；C. TEM，6000×。图示细胞器肿胀、细胞增大、气球样变，但细胞膜完整，显示细胞内水肿

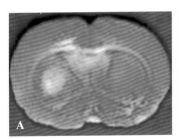 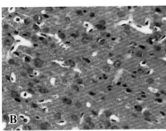 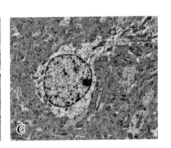

▲ 图 6-2　再灌注时中期组织变化

A. TTC 染色；B. HE，200×；C. TEM，6000×。图示梗死灶范围缩小，细胞内水肿减轻

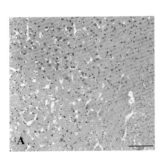 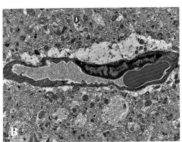 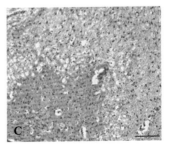

▲ 图 6-3　脑梗死中晚期组织变化

A 和 B. 中期脑梗死，血脑屏障被破坏，组织间隙增宽，血管源性水肿出现。A. HE，200×；B. TEM，6000×；C. 晚期脑梗死，大量的小胶质细胞聚集和坏死，细胞凋亡

二、水通道蛋白 -4 在缺血半暗带组织中的表达

自从 1987 年 AQP1 在肾小球中调节水在细胞内外的渗透性被发现后，人们不断研究水在细胞内外转运的分子机制。后来在哺乳动物不同组织中先后发现 13 种亚型水通道蛋白，包括 AQP0～AQP12（包括肺脏、脑及眼组织），水通道蛋白家族同属于一种膜嵌入蛋白（major intrinsic protein，MIP），在细胞中起运输水分子和小分子溶解物质的作用。AQP0、AQP1、AQP2、AQP4 和 AQP5 只对水有通透作用，AQP3、AQP7 及 AQP9 除对水有通透作用外，对甘油及其他小分子物质也具有通透作用，在神经系统中主要有 AQP1、AQP4、AQP9。AQP1 主要分布在于脉络丛组织上；AQP4 广泛分布于胼胝体内的胶质细胞膜、第三脑室边缘的室管膜细胞及大脑皮层的胶质细胞与毛细血管周足处，尤其是血脑屏障附近，除了调控水的膜内外交换，还参与了细胞内 K^+ 的调节；AQP9 分布在星形胶质细胞足突和儿茶酚胺细胞中起到水通道的作用。星形胶质细胞水肿发生在脑缺血的早期，属细胞内水肿，是缺血半暗带的重要病理基础。通过免疫金技术和电镜观察发现 AQP4 在星形胶质细胞足突上高度表达，大量分布在星形胶质细胞面向血管基膜的足突侧，这种极性分布形式趋势提示 AQP4 对介导水转运起了重要作用。

Manley 等对急性水中毒性脑水肿模型的研究显示，AQP4 基因敲除大鼠比野生型鼠更易存活，且在 AQP4 基因缺乏的大鼠脑内水的含量及星形胶质细胞周围毛细血管水肿明显减轻。在 MCAO 所致缺血性脑水肿模型中，缺乏 AQP4 基因表达的大鼠改善了神经病理症状，且 24h 内经测定大脑半球膨胀下降了 35%。Sun 等在研究中发现凝血酶在 48h 可以使 AQP4 mRNA 和蛋白上调至顶峰，利用重组水蛭素（r-Hirudin）可以明显抑制 AQP4 mRNA 和蛋白表达，明显减轻急性期创伤性脑水肿程度。研究还发现，沉默 AQP4 基因表达可减轻星形胶质细胞在低渗条件下细胞水肿程度。李晓军等利用 N- 甲基 -D- 天冬氨酸（N-methyl-D-aspartic acid receptor，NMDA）受体抑制剂 MK-801，降低 AQP4 mRNA 表达在各个时间点，改善了缺血再灌后大鼠神经功能，并减轻了脑水肿，这说明降低 AQP4 表达具有神经保护作用，并且 AQP4 蛋白的表达变化与脑水肿的发展变化相一致。另有研究表明，脑水肿的 AQP4 蛋白的表达具有时间和空间依赖性，地塞米松减轻细胞水肿与其调节了 AQP4 蛋白的表达相关，地塞米松调节脑的水平衡通过减少 AQP4 蛋白在出血灶的表达和增加第三脑室周围下丘脑组织 AQP4 蛋白水平而实现。Bloch 等构建局灶性脑脓肿模型，发现感染 3d 后，AQP4 基因敲除小鼠颅内压（intracranial pressure，ICP）及脑水含量显著提高，胶质细胞水肿广泛分布于脓肿半球，而野生型小鼠 AQP4

免疫活性高的胶质细胞群仅在脓肿周边区发现，说明 AQP4 表达增高对细菌性脑脓肿后脑水肿具有保护作用，推测 AQP4 蛋白表达增加将减轻继发于脑内感染的血管性水肿。在创伤性脑水肿模型中 AQP4 mRNA 在损伤区域的表达明显增高，且通过 MRI 检查显示 AQP4 蛋白表达程度与水肿程度明显相关，并提示损伤区域附近 AQP4 下调功能的缺失，可能是造成水肿程度加重的病理基础。综上所述，迄今尚无学者针对脑缺血早期，即存在"缺血半暗带"阶段时脑组织的 AQP4 表达情况研究报道。

　　鲁宏带领课题组建立大鼠 MCAO 模型，通过栓塞组和治疗组（AQP4 基因沉默和再灌注）对比实验研究，结果显示，脑缺血早期（MCAO < 1h）阶段 AQP4 的表达趋势是从 MCAO 后 15min 开始上升，一直持续到 1h，在 1h 达到峰值，呈直线上升趋势；脑缺血中期（1~6h）AQP4 表达呈下降趋势。通过病理观察，脑缺血早期阶段细胞呈明显的细胞内水肿的病理变化，在中期出现了血管源性水肿。在 AQP4 基因沉默组观察发现 MCAO 1h 内的 AQP4 表达水平明显下降，细胞内水肿也明显减轻；从再灌注组得到了与基因沉默组同样的结论。这表明 AQP4 表达增强是脑缺血早期细胞内水肿产生的分子机制，而细胞内水肿是缺血半暗带的病理基础。因此，AQP4 是形成缺血半暗带的关键分子机制（图 6-4 和图 6-5）。

三、缺血半暗带的多模态磁共振成像

　　MM-MRI 是采用多种磁共振序列、多参数对检查部位进行形态和功能的精准诊

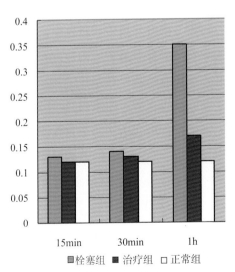

▲ 图 6-4　大鼠 MCAO 模型水通道蛋白 -4 表达直方图

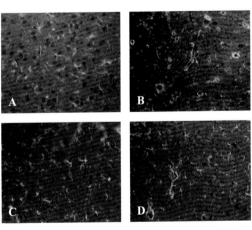

▲ 图 6-5　大鼠 MCAO 模型电镜图（荧光显微镜，400×）

A. MCAO 15min，B. MCAO 1h，见水通道蛋白 -4 表达明显增强；C. 治疗 15min，D. 治疗 1h，水通道蛋白 -4 表达明显下降。绿色为胶质细胞，红色为水通道蛋白 -4

断的一种检查模式。通过实验研究及临床探索，优化了针对"缺血半暗带"组织的多模态 MR 技术，常用有以下几种序列：T_2WI、T_2FLAIR、DWI、ADC 值、ASL。以上几种序列具有快速、准确、简易等特点，使用这种 MM–MRI 综合检查，可以精准判定缺血半暗带，指导其治疗，并可对缺血半暗带的疗效进行评估。

（一）动物实验

1. 缺血半暗带的界定

通过大鼠脑缺血／再灌注模型，从组织病理角度界定脑缺血周边区的可逆性脑组织，即缺血半暗带，然后对这部分脑组织进行 MM–MRI。总结影像特征，将实验影像标准与临床脑梗死病例进行对比分析。结论如下。

(1) 动物实验缺血半暗带区的动态变化：在 MCAO 早期（＜ 1h）的脑缺血区大部分为缺血半暗带，随缺血时间延迟，MCAO 中期（1～6h）缺血半暗带区明显缩小，MCAO 晚期（6～24h）缺血半暗带区几乎消失。

(2) 缺血半暗带的 MM–MRI 表现：T_2WI、T_2FLAIR 均未见异常；DWI 高信号；ADC 值下降（ADC 图低信号）。因缺血半暗带的病理表现是细胞内水肿（前已描述），缺血区总水量未变，所以 T_2WI、T_2FLAIR 无异常；细胞肿胀体积增大致细胞间隙缩小，水分子弥散度下降，导致 ADC 值下降，DWI 高信号（表 6-1）。

2. "治疗时间窗"与"治疗影像窗"的区别

众所周知，在脑缺血发生后可以及时抢救恢复正常的时间窗称之为"治疗时间窗"（Therapeutic time window，TTW），也即是指缺血半暗带存在的时间长短，按照传统观点认为动脉溶栓＜ 6h，静脉溶栓＜ 4.8h，另从影像角度认为 DWI 上高信号已是不可逆脑组织（不存在缺血半暗带）。但在临床实践中有学者认为"治疗时间窗"可以延长至 48h；脑梗死区 DWI 上高信号存在缺血半暗带。有关脑缺血的"治疗时间窗"和 DWI 影像的传统观点受到挑战。笔者从动物实验研究总结出"缺血半暗带"的 MM–MRI 成像特征：T_2WI、T_2FLAIR 均未见异常，DWI 高信号，同时 ADC 值下降（ADC 图低信号）的综合 MRI 征象，代表"缺血半暗带"，是可逆性脑缺血组织。笔者将这个综合 MRI 征象称为"治疗影像窗"（therapeutic image window，TIW），

表 6-1　脑梗死 MRI 信号变化与临床意义（动物实验）

信号变化序列	T_2WI、T_2FLAIR	DWI	ADC
信号	未见异常	高	低
临床意义	①早期脑梗死；②细胞内水肿（半暗带）；③治疗影像窗		

它可作为脑缺血后"缺血半暗带"的 MR 诊断标准，指导溶栓治疗（图 6-6）。

（二）实验结果与临床资料对比研究

笔者搜集了具有完整临床病历、齐全影像资料的 468 例脑梗死患者，对其对发病时间和 MRI 图像进行回顾性分析，按照"治疗影像窗"的影像标准进行统计处理，结果如下（表 6-2）。

从表中数据可以看出脑梗死的"治疗时间窗"与"治疗影像窗"不是完全重合的，资料显示：符合"治疗影像窗"的病例占 162 例（34.6%，162/468），其中"治疗时间窗"只有 135 例（83.3%，135/162），重合率为 83.3%。值得注意的是，在"治疗影像窗"病例中，有"缺血半暗带"的病例中有 16.7%（27/162）的发病时间 > 6h，即超过"治疗时间窗"。同时还发现在"治疗时间窗"内（发病时间 < 6h）有 65 例（21.2%，65/306）不在早期脑梗死内，而属中晚期脑梗死，即不存在"治疗影像窗"。由此证实了以往学者（Fisher M，Schaefer PW）的观点，即"治疗时间窗"可以延长和 DWI 高信号内有半暗带组织，该结论的前提是符合"治疗影像窗"的条件。笔

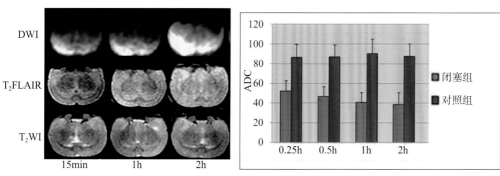

▲ 图 6-6　治疗影像窗

T_2WI、T_2FLAIR 均未见异常，DWI 高信号，同时 ADC 值下降

表 6-2　临床病例 MRI 表现与发病时间统计

发病时间	早期脑梗死				中、晚期脑梗死			
	T_2WI（-）	T_2FLAIR（-）	DWI（高）	ADC（低）	T_2WI（+）	T_2FLAIR（+）	DWI（+）（±）	ADC（-）（+）
< 6h（治疗时间窗）	135（83.3%）				65（21.2%）			
> 6h	27（16.7%）				241（78.8%）			
合计	162				306			

者认为"治疗影像窗"比"治疗时间窗"更能准确反映"缺血半暗带"的病理改变，更能准确地指导临床脑梗死的诊治（图6-7至图6-9）。该资料还表明到医院就诊的早期脑缺血病例的占比不高（34.6%，162/468），加强脑卒中健康知识的宣教，提高全民对脑卒中的认识水平，加强脑卒中绿色通道的建立，提升医疗救治水平等是诊治脑卒中的重要举措。

（三）动脉自旋标记对脑梗死的血供评估

ASL 是标记血液中水分子作为内源性示踪剂来观测颅脑微循环灌注并成像的 MRI 技术。尽管该技术对脑水肿时水分子运动无法直接成像，但对显示脑血管状态及脑实质灌注特别敏感，具有无须对比剂、与血脑屏障的完整性无关等优势，所呈现的脑血供情况完全能反映生理状态下的表现。这正是脑梗死患者的临床诊疗必须解决的关键问题。

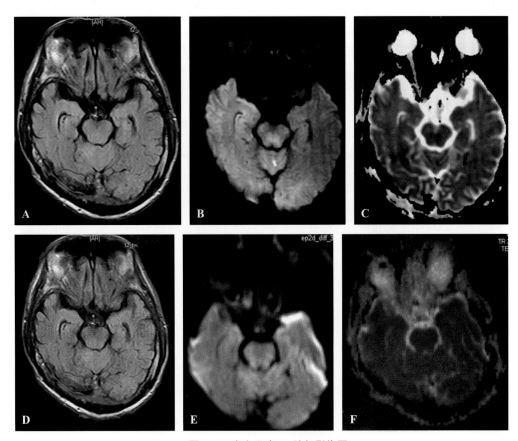

▲ 图 6-7　患者发病 4h 脑部影像图

A 至 C. 分别为治疗前的 T_2FLAIR、DWI、ADC 图；D 至 F. 分别是治疗后的 T_2FLAIR、DWI、ADC 图，小脑蚓部缺血半暗带及时治疗好转，"治疗影像窗"与"治疗时间窗"重合

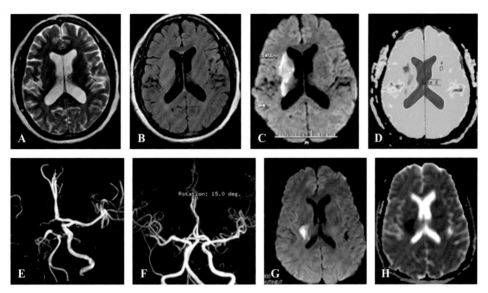

▲ 图 6-8　患者，50 岁，患风湿性心脏病 10 年，突发左侧肢体乏力 10h（＞ 6h 超过治疗时间窗）

A. 发病时 T_2WI，未见异常；B. 发病时 T_2FLAIR，未见异常；C. 发病时 DWI，右侧基底节区高信号；D. 发病时 ADC 图，右侧基底节区低信号；E. 发病时 MRA，右侧大脑中动脉栓塞，提示早期脑梗死，存在半暗带，是临床治疗影像窗；F. 治疗后 ce-MRA，经动脉拉栓治疗（3d）后复查见右侧大脑中动脉再通；G. 治疗后 DWI，高信号面积明显缩小；H. 治疗后 ADC 图，ADC 回升

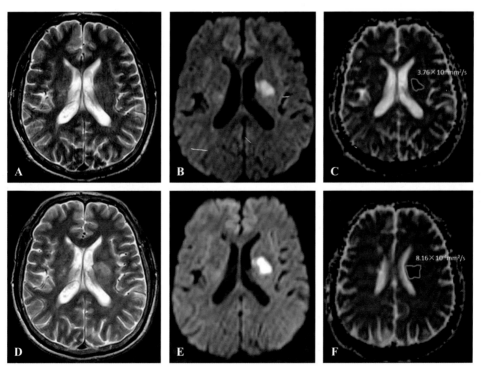

▲ 图 6-9　患者，60 岁，发病 5h

A 至 F. 分别是发病时、1d 后的 T_2WI、DWI、ADC 图。左侧基底节存在缺血半暗带，既有治疗影像窗又有治疗时间窗，但未及时治疗发展为中期脑梗死（ T_2WI 出现高信号 – 出现血管源性水肿，ADC 值升高）

本组病例使用的 ASL 技术是准连续式动脉自旋标记（pseudo-continuous ASL，pCASL），采用多期延迟 ASL，PLD 时间为 1.5s 和 2.5s，PLD 1.5s 代表前向血流，反映灌注的行为；PLD 2.5s 反映灌注的结果，显示侧支循环情况。现将脑梗死患者的 MM-MRI 资料归纳分析，供读者参考。

1. PLD 1.5s 低灌注，前向血流下降，显示血管栓塞部位图（图 6-10）

2. PLD 2.5s 高灌注，代表侧支循环建立（图 6-11 和图 6-12）

3. PLD 1.5s 低灌注，PLD 2.5s 低灌注，前向血流下降，无侧支循环（图 6-13）

4. ASL PLD 1.5s 与 DWI 图不匹配，提示存在缺血半暗带

传统观点认为，PWI 与 DWI 之间的不匹配（PWI-DWI）代表缺血半暗带，

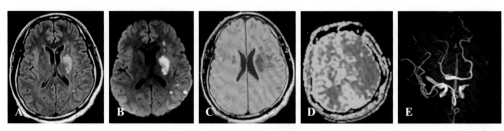

▲ 图 6-10　左侧基底节区脑梗死

A. T$_2$FLAIR；B. DWI；C. ADC 与 T$_1$WI 融合图；D. ASL-PLD 1.5s，显示左侧大脑中动脉供血区低灌注；E. MRA，显示左侧大脑中动脉栓塞

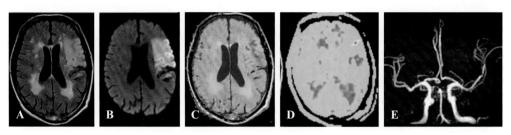

▲ 图 6-11　左侧颞叶区脑梗死

A. T$_2$FLAIR；B. DWI；C. ADC 与 T$_1$WI 融合图；D. ASL-PLD 2.5s，显示左侧大脑中动脉供血区高灌注；E. MRA，显示高灌注区动脉血管分支增多，代表侧支循环建立

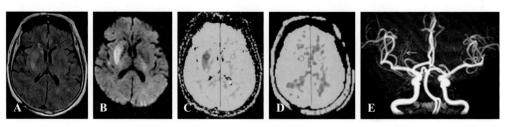

▲ 图 6-12　右侧基底节区脑梗死

A. T$_2$FLAIR；B. DWI；C. ADC 图；C. ASL-PLD 2.5s，显示右侧豆纹动脉供血区高灌注；E. MRA，显示豆纹动脉分支增多（白箭），代表侧支循环建立

Schaefer PW 提出 DWI 高信号内存在缺血半暗带。笔者经过动物实验证实了这一观点，同时提出了"治疗影像窗"概念，认为当 DWI 上高信号，同时 ADC 值下降，T_2WI/T_2FLAIR 均未见异常，此时的 DWI 高信号代表缺血半暗带。但由于科技受限，ASL 技术尚不能有效用于大鼠实验，暂无相关资料。但近年来 ASL 技术在临床上逐渐应用，笔者在原动物实验基础上加用 ASL 技术，对临床脑梗死患者进行 MM-MRI，结果显示，在脑梗死病例中 ASL PLD 1.5s 图与 DWI 图不匹配更能准确代表缺血半暗带，即 ASL-DWI= 缺血半暗带。因病例样本量有限，有待多中心大样本进一步验证（图 6-14）。

综上所述，MM-MRI 技术对脑梗死的精准诊断及疗效评估具有非常重要的价值，尤其是缺血半暗带的判定、梗死血管的部位及侧支循环情况等与脑梗死诊疗相关的重要信息显示，是提高临床脑卒中救治率的可靠保障，也是指导治疗方式和避免严重并发症的有效手段。

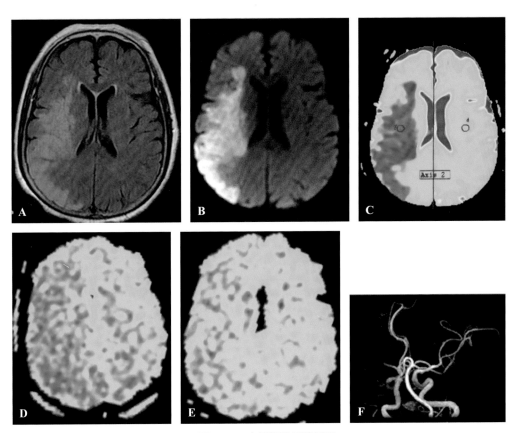

▲ 图 6-13　右侧颞枕区脑梗死

A. T_2FLAIR；B. DWI；C. ADC 图；D、E. ASL PLD 1.5s、2.5s，均显示右侧大脑中、后动脉供血区低灌注；F. MRA，显示右侧大脑中、后动脉栓塞，无侧支循环建立

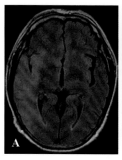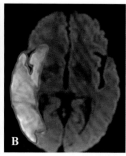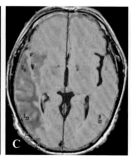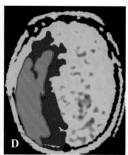

▲ 图 6-14　右侧颞叶脑梗死

A. T₂FLAIR；B. DWI；C. ADC 图；D. ASL PLD 1.5s，高信号面积大于 DWI 高信号面积，ASL-DWI= 缺血半暗带（红色部分）

四、多模态影像在脑卒中精准诊断与治疗评估中的作用

随着全球人口的老龄化，脑卒中的发病率逐年升高。临床上脑卒中分为出血性脑卒中和缺血性脑卒中，临床症状无明显差别，加之此类患者均为急诊入院，时间紧急，采集病史的全面性、准确性都非常低，对卒中的鉴别作用有限。临床上对不同类型卒中的处理方法截然不同，如出血性脑卒中（脑出血）需要止血或外科手术治疗；缺血性脑卒中（脑梗死）以内科或介入治疗为主。再者，同一类型卒中的不同阶段治疗措施也不相同，譬如脑梗死的早期阶段可以大胆采用动脉拉栓和静脉溶栓治疗，由于此阶段大部分存在缺血半暗带；但中晚期因半暗带的明显缩小，甚至有组织坏死、血管损伤、出血转化等，如拉栓或溶栓治疗可能会导致再灌注损伤，使病情加重。因此，脑卒中的精准诊断是有效治疗的前提，而多模态影像检查在其精准诊断中起非常重要的作用。

（一）脑卒中的急诊影像检查流程

临床疑似脑卒中患者首先进行头部常规 CT 平扫排除脑出血，如无脑出血立即进行 MM-MRI 扫描，包括 T₂WI、T₂FLAIR、DWI、ADC、ASL，判定有无"治疗影像窗"、脑梗死的进程及血供情况（图 6-15 和表 6-3）。

（二）脑卒中中心设备分布要求

脑卒中中心要求影像学检查时间必须在 30min 内完成，为了能确保按时完成上述多模态影像学检查，影像科的设备分布必须科学合理，首先按 CT 、MR 及 DSA、血管超声仪四台设备依次安装在同一层楼，并紧邻急救部，构成脑卒中中心的强大硬件支撑，再配备训练有素的诊断技术团队，才能真正提供脑卒中的救治率。

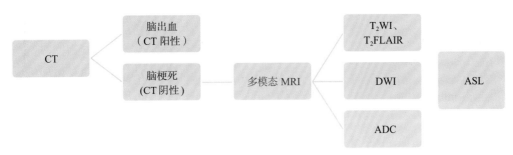

▲ 图 6-15 脑卒中影像检查流程图

▲ 表 6-3 脑梗死的多模态磁共振成像信号特征

序 列	早期脑梗死 （细胞内水肿 – 半暗带）	中期脑梗死 （混合性水肿）	晚期脑梗死 （血管源性水肿）
T_2WI	无	高	高
DWI	高	等或高	高
ADC	低	低	高

（三）多模态影像在脑出血诊断中的应用

脑出血可为自发性（血管源性、高血压等）、外伤性及其他原因，颅内血肿的 CT 表现具有特征性，依据 CT 值变化可以进行血肿分期，李琦指出"混合征""岛征""黑洞征"等 CT 平扫征象和 CT 增强时的"点征"预示血肿有扩大（再发出血）趋势。笔者应用 MM-MRI 技术通过动物实验并结合临床观察，脑创伤及脑血肿周边也存在半暗带（将在第 7 章详述），观测其变化走势可以评估疗效和预后（图 6-16）。

（四）多模态影像在脑梗死诊断中的应用

在脑梗死的诊断中 CT 的优势不大，主要依赖 MM-MRI，脑梗死早期的 MM-MRI 表现前已详细讨论，对"缺血半暗带"的诊断非常重要。MM-MRI 对中晚期脑梗死的诊断也很关键，譬如中期脑梗死是否存在半暗带，晚期脑梗死是否有出血转化的风险等，这些因素对指导临床治疗起着非常关键的作用（表 6-4、图 6-17 和图 6-18）。

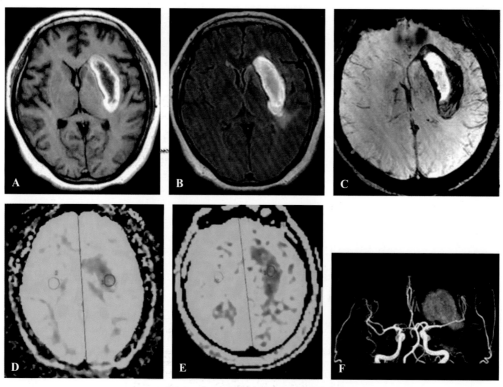

▲ 图 6-16 左侧基底节区亚急性脑出血

A. T₁WI；B. T₂FLAIR；C. SWI；D. ADC；E. ASL-PLD 1.5s，显示左侧半卵圆中心低灌注区（D）明显大于 SWI（E），其不匹配区提示血肿周围半暗带，即 ASL-SWI= 缺血半暗带；F. MRA，显示左侧大脑中动脉与血肿关系密切并明显变细，血肿周围血管分支减少

表 6-4 多模态磁共振信号与脑梗死分期

序 列	信 号	信 号	信 号
T₂WI、T₂FLAIR	正常	高	高
DWI	高	高（T₂ 透过效应）	等或高（T₂ 透过效应）
ADC	低	低	高
临床意义	• 细胞内水肿（半暗带） • 治疗影像窗 • 早期脑梗死	• 混合性水肿（部分半暗带），严格控制再灌注 • 中期脑梗死	• 血管源性水肿（坏死、出血性梗死），不宜再灌注 • 晚期脑梗死

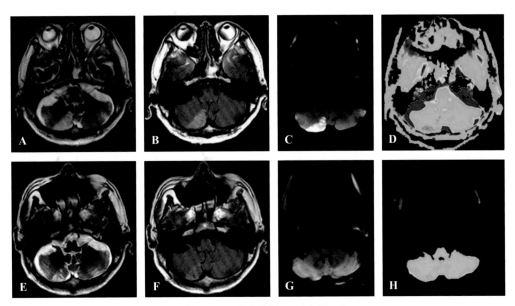

▲ 图 6-17　患者头晕 5h（小于 6h）

A 至 D. 分别是发病时的 T_2WI、T_2FLAIR、DWI、ADC 图，E 至 H. 分别是治疗后的 T_2WI、T_2FLAIR、DWI、ADC 图。A 至 C 显示在右侧小脑半球出现片状高信号；D. 病灶区 ADC 值降低，提示中期脑梗死，存在部分半暗带，是临床谨慎把握的"治疗时间窗"，经溶栓治疗（7d）复查见右侧小脑半球高信号面积减小（E 至 G），ADC 值回升（H），呈好转趋势

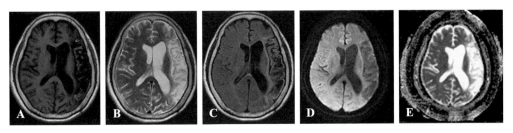

▲ 图 6-18　患者头晕 5d（＞ 6h），左侧颞叶大面积出血性脑梗死

A 至 E. 分别是就诊时的 T_1WI、T_2WI、T_2FLAIR、DWI、ADC 图。T_1WI 上出血脑回样高信号，显示出血；T_2WI、T_2FLAIR 高信号，DWI 混杂信号，ADC 值升高，表明有血管源性水肿，晚期脑梗死，以血管源性水肿为主，有出血转化，不存在半暗带，溶栓治疗风险很大

（何占平　鲁　宏）

参 考 文 献

[1] 夏倩倩，王希明 .MRI 评价缺血半暗带的研究进展 [J]. 国际医学放射学杂志，2018, 41(3): 303–307.

[2] 王佩佩，卢洁，李坤成 . 磁共振弥散加权成像和灌注加权成像判定缺血半暗带的研究进展 [J]. 中华老年心脑血管病杂志，2014, 16(4): 445–446.

[3] 肖小华，黄如训 . 缺血半暗带的研究进展 [J].1999, 07(5): 265–268.

[4] 呼日勒，张春雨，牛广明 . 急性脑血管病脑缺血半暗带的研究进展 [J]. 实用医学影像杂志，2004, 5(3): 173–174.

[5] 张雪君，姜琳，张云亭 .2 型糖尿病大鼠超急性期脑缺血半暗带演变的 MRI 研究 [J]. 临床放射

学杂志，2011, 30(6): 894–898.

[6] 全冠民，张云亭 .MRI 对急性脑缺血半暗带组织存活的评估 [J]. 国外医学 (临床放射学分册)，2002, 25(5): 269–272.

[7] 韩伟 .MRI 在评价大鼠大脑中动脉缺血再灌注模型中的应用价值 [D]. 天津：天津医科大学，2013: 1–62.

[8] 黄海东 . 大鼠急性脑缺血再灌注的功能性 MRI 研究 [D]. 徐州：徐州医学院，2004: 1–43.

[9] 魏巍，彭国光 . 缺血半暗带的影像学研究现状 [J]. 中国临床康复，2006, 10(14): 144–146.

[10] 薛静，高培毅，林燕，等 . 磁共振血管成像显示颅内大血管闭塞与急性缺血性脑卒中预后的相关研究 [J]. 中华老年心脑血管病杂志，2008, 10(3): 194–197.

[11] 王素香，王拥军，朱明旺，等 . 磁共振成像技术在缺血性脑血管病临床实践中的意义 [J]. 脑与神经疾病杂志，2003, 11(6): 360–362.

[12] 董立英，张帆，郭宗成 . 脑缺血性半暗带的 MR 诊断研究进展 [J]. 中国误诊学杂志，2008, 8(6): 1280–1281.

[13] 陈鹏 . 急性缺血性脑卒中患者多模态 MRI 检查进展 [J]. 医学影像学杂志，2017, 27(3): 545–547.

[14] 姜传武 . 缺血半暗带的磁共振弥散和灌注加权成像研究进展 [C]. 第十三次山东中西医结合影像学术交流大会论文集，2011: 100–102.

[15] 邢飞，邢伟，卢又燃，等 . 动脉自旋标记与动态磁敏感对比 MRI 在脑卒中缺血半暗带的对照研究 [J]. 中国医学计算机成像杂志，2014, 20(2): 110–115.

[16] 许强，张云亭 . 超急性与急性期脑缺血半暗带演变的 DWI 研究 [J]. 中国医学影像技术，2007, 23(1): 52–55.

[17] 刘国艳，逯新忠 . 弥散成像核磁共振诊断急性期脑缺血的临床意义 [J]. 中国厂矿医学，2008, 21(6): 715.

[18] Bandera E, Botteri M, Minelli C, et al. Cerebral blood flow threshold of ischemic penumbra and infarct core in acute ischemic stroke: a systematic review[J]. Stroke, 2006, 37(5): 1334–1339.

[19] Lu H，Hu H，ZP H. Reperfusion of the rat brain tissues following acute ischemia: the correlation among diffusion–weighted imaging, histopathology, and aquaporin–4 expression[J]. Chin Med J (Engl), 2011, 19(124): 3148–3153.

[20] 刘佰运，郝淑煜，李欢，等 . 猫脑挫裂伤灶周围 " 半暗带 " 影像学结合超微结构的初步研究 [J]. 中华神经外科杂志，2006, 22(11): 666–669.

[21] Symon L, Lassen N A, Astrup J, et al. Thresholds of ischaemia in brain cortex[J]. Adv Exp Med Biol, 1977, 94: 775–782.

[22] Kaplan B, Brint S, Tanabe J, et al. Temporal thresholds for neocortical infarction in rats subjected to reversible focal cerebral ischemia[J]. Stroke, 1991, 22(8): 1032–1039.

[23] Agre P. Molecular physiology of water transport: aquaporin nomenclature workshop. Mammalian aquaporins[J]. Biol Cell, 1997, 89(5–6): 255–257.

[24] Badaut J, Lasbennes F, Magistretti PJ, et al. Aquaporins in brain: distribution, physiology, and pathophysiology[J]. J Cereb Blood Flow Metab, 2002, 22(4): 367–378.

[25] Kozono D, Yasui M, King LS, et al. Aquaporin water channels: atomic structure molecular dynamics meet clinical medicine[J]. J Clin Invest, 2002, 109(11): 1395–1399.

[26] Grange–Messent V, Raison D, Bouchaud C. Compared effects of extracellular K^+ ions and soman, a neurotoxic, on cerebral astrocyte morphology. An in vitro study[J]. J Submicrosc Cytol Pathol, 1996, 28(2): 151–159.

[27] Manley GT, Fujimura M, Ma T, et al. Aquaporin–4deletion in mice reduces brain edema after acute water intoxication and ischemic stroke[J]. Nat Med, 2000, 6(2): 159–163.

[28] Inoue M, Wakayama Y, Liu JW, et al. Ultrastructural localization of aquaporin 4 and alpha1–syntrophin in the vascular feet of brain astrocytes[J]. Tohoku J Exp Med, 2002, 197(2): 87–93.

[29] Kimelberg HK. Current concepts of brain edema[J]. Review of laboratory investigations. J Neurosurg, 1995, 83(6): 1051–1059.

[30] 鲁宏，熊仁平，胡惠，等 . 水通道蛋白 –4 在脑缺血半暗带组织中的表达 [J]. 中华放射学杂志，2005, 39(6): 604–607.

[31] Fenton RA, Moeller HB, Zelenina M, et al. Differential water permeability and regulation of three aquaporin 4 isoforms[J]. Cell Mol Life Sci, 2010, 67(5): 829–840.

[32] 鲁宏，孙善全 . 水通道蛋白 –4 在急性脑缺血组织中的表达与 MR 扩散加权成像的相关性研究 [J]. 中华放射学杂志，2003, 37(6): 508–513.

[33] Sun Z, Zhao Z, Zhao S, et al. Recombinant hirudin treatment modulates aquaporin–4 and aquaporin–9 expression after intracerebral hemorrhage in vivo[J]. Mol Biol Rep, 2009, 36(5): 1119–1127.

[34] Nicchia GP, Frigeri A, Liuzzi GM, et al. Inhibition of aquaporin–4 expression in astrocytes by RNAi determines alteration in cell morphology, growth, and water transport and induces changes in ischemia–related genes[J]. FASEB J, 2003, 17(11): 1508–1510.

[35] Amorini AM, Dunbar JG, Marmarou A. Modulation of aquaporin–4 water transport in a model of TBI[J]. Acta Neurochir Suppl, 2003, 86: 261–263.

[36] Kleindienst A, Fazzina G, Amorini AM, et al.

Modulation of AQP4 expression by the protein kinase C activator, phorbol myristate acetate, decreases ischemia–induced brain edema[J]. Acta Neurochir Suppl, 2006, 96: 393–397.

[37] 李晓军, 谷文萍, 肖慧, 等 .MK–801 对大鼠局灶性脑缺血再灌注后 AQP4 蛋白的动态表达及其对脑水肿的影响 [J]. 中国老年保健医学, 2007, 5(5): 5–10.

[38] Jayakumar AR, Panickar KS, Murthy ChR, et al. Oxidative stress and mitogen–activated protein kinase phosphorylation mediate ammonia–induced cell swelling and glutamate uptake inhibition in cultured astrocytes[J]. J Neurosci, 2006, 26(18): 4774–4784.

[39] Gu YT, Zhang H, Xue YX. Dexamethasone treatment modulates aquaporin–4 expression after intracerebral hemorrhage in rats[J]. Neurosci Lett, 2007, 413(2): 126–131.

[40] Qing WG, Dong YQ, Ping TQ, et al. Brain edema after intracerebral hemorrhage in rats: the role of iron overload and aquaporin 4[J]. J Neurosurg, 2009, 110(3): 462–468.

[41] Papadopoulos MC, Manley GT, Krishna S, et al. Aquaporin–4 facilitates reabsorption of excess fluid in vasogenic brain edema[J]. FASEB J, 2004, 18(11): 1291–1293.

[42] Bloch O, Manley GT. The role of aquaporin–4 in cerebral water transport and edema[J]. Neurosurg Focus, 2007, 22(5): E3.

[43] Griesdale DE, Honey CR. Aquaporins and brain edema[J]. Surg Neurol, 2004, 61(5): 418–421.

[44] 何占平, 鲁宏 . AQP4 基因沉默治疗早期脑梗死的磁共振成像与病理研究 [J]. 实用放射学杂志, 2015, (9): 1539–1543.

[45] Fisher M, Bastan B. Treating acute ischemic stroke[J]. Curr Opin Drug Discov, 2008, 11(5): 626–632.

[46] Schaefer PW, Grant PE, Gonzalez RG. Diffusion weighted MR imaging of the brain[J]. Radiology, 2000, 217(2): 331–345.

[47] Hong Lu, Hui Hu, Zhanping He, et al. Therapeutic imaging window of cerebral infarction revealed by multisequence magnetic resonance imaging An animal and clinical study[J]. Neural Regen Res, 2012, 7(31): 2446–2455.

[48] Zhan–ping He, Hong Lu. Aquaporin–4gene silencing protects injured neurons after early cerebral infarction[J]. Neural Regeneration Research, 2015, 10(7): 1082–1087.

[49] Neumann–Haefelin T, Wittsack HJ, Wenserski F, et al. Diffusion– and perfusion–weighted MRI. The DWI/PWI mismatch region in acute stroke[J]. Stroke, 1999, 30(8): 1591–1597.

[50] Albers GW, Thijs VN, Wechsler L, et al. Magnetic resonance imaging profiles predict clinical response to early reperfusion: the diffusion and perfusion imaging evaluation for understanding stroke evolution (DEFUSE) study[J]. Ann Neurol, 2006, 60(5): 508–517.

[51] Ogata T, Christensen S, Nagakane Y, et al. The effects of alteplase 3 to 6 hours after stroke in the EPITHET–DEFUSE combined dataset: post hoc case–control study[J]. Stroke, 2013, 44(1): 87–93.

[52] Lansberg MG, Straka M, Kemp S, et al. MRI profile and response to endovascular reperfusion after stroke (DEFUSE 2): a prospective cohort study[J]. Lancet Neurol, 2012, 11(10): 860–867.

[53] Shireman TI, Wang K, Saver JL, et al. Cost–Effectiveness of Solitaire Stent Retriever Thrombectomy for Acute Ischemic Stroke: Results From the SWIFT–PRIME Trial (Solitaire With the Intention for Thrombectomy as Primary Endovascular Treatment for Acute Ischemic Stroke) [J]. Stroke, 2017, 48(2): 379–387.

[54] Albers GW, Marks MP, Kemp S, et al. Thrombectomy for Stroke at 6 to 16 Hours with Selection by Perfusion Imaging[J]. N Engl J Med, 2018, 378(8): 708–718.

[55] Dávalos A, Blanco M, Pedraza S, et al. The clinical–DWI mismatch: a new diagnostic approach to the brain tissue at risk of infarction[J]. Neurology, 2004, 62(12): 2187–2192.

[56] Nogueira RG, Kemmling A, Souza LM, et al. Clinical diffusion mismatch better discriminates infarct growth than mean transit time–diffusion weighted imaging mismatch in patients with middle cerebral artery–M1 occlusion and limited infarct core[J]. J Neurointerv Surg, 2017, 9(2): 127–130.

[57] Saito A, Shimizu H, Fujimura M, et al. Predictive role of modified clinical diffusion mismatch in early neurological deterioration due to atherothrombotic ischemia in the anterior circulation[J]. Acta Neurochir (Wien), 2011, 153(11): 2205–2210.

[58] Nogueira RG, Jadhav AP, Haussen DC, et al. Thrombectomy 6 to 24 Hours after Stroke with a Mismatch between Deficit and Infarct[J]. N Engl J Med, 2018, 378(1): 11–21.

[59] Deguchi I, Takeda H, Furuya D, et al. Significance of clinical–diffusion mismatch in hyperacute cerebral infarction[J]. J Stroke Cerebrovasc Dis, 2011, 20(1): 62–67.

[60] Terasawa Y, Kimura K, Iguchi Y, et al. Could clinical diffusion–mismatch determined using DWI ASPECTS predict neurological improvement after thrombolysis before 3 h after acute stroke ?[J]. J Neurol Neurosurg Psychiatry, 2010, 81(8): 864–868.

[61] Rehani B, Ammanuel SG, Zhang Y, et al. A

New Era of Extended Time Window Acute Stroke Interventions Guided by Imaging[J]. Neurohospitalist, 2020, 10(1): 29–37.

[62] Deguchi I, Takeda H, Furuya D, et al. Significance of magnetic resonance angiography–diffusion weighted imaging mismatch in hyperacute cerebral infarction[J]. J Stroke Cerebrovasc Dis, 2012, 21(2): 108–113.

[63] Mishra NK, Albers GW, Christensen S, et al. Comparison of magnetic resonance imaging mismatch criteria to select patients for endovascular stroke therapy[J]. Stroke, 2014, 45(5): 1369–1374.

[64] Jovin TG, Chamorro A, Cobo E, et al. Thrombectomy within 8 hours after symptom onset in ischemic stroke[J].N Engl J Med, 2015, 372(24): 2296–2306.

[65] Achit H, Soudant M, Hosseini K, et al. Cost-Effectiveness of Thrombectomy in Patients With Acute Ischemic Stroke: The THRACE Randomized Controlled Trial[J]. Stroke, 2017 , 48(10): 2843–2847.

[66] Thomalla G, Simonsen CZ, Boutitie F, et al. MRI-Guided Thrombolysis for Stroke with Unknown Time of Onset[J]. N Engl J Med, 2018, 379(7): 611–622.

[67] Odland A, Særvoll P, Advani R, et al. Are the current MRI criteria using the DWI-FLAIR mismatch concept for selection of patients with wake-up stroke to thrombolysis excluding too many patients [J]?Scand J Trauma Resusc Emerg Med, 2015, 23: 22.

[68] Astrup J, Siesjo BK, Symon L. Thresholds in cerebral ischemia – the ischemic penumbra[J]. Stroke, 1981, 12(6): 723–725.

[69] Albers GW, Thijs VN, Wechsler L, et al. Magnetic resonance imaging profiles predict clinical response to early reperfusion: the diffusion and perfusion imaging evaluation for understanding stroke evolution（DEFUSE）study[J]. Ann Neurol, 2006, 60(5): 508–517.

[70] Davis SM, Donnan GA, Parsons MW, et al. Effects of alteplase beyond 3 h after stroke in the Echoplanar Imaging Thrombolytic Evaluation Trial (EPITHET): a placebo-controlled randomised trial[J]. Lancet Neurol, 2008, 7(4): 299–309.

[71] Lansberg MG, Lee J, Christensen S, et al. RAPID automated patient selection for reperfusion therapy: a pooled analysis of the Echoplanar Imaging Thrombolytic Evaluation Trial (EPITHET) and the Diffusion and Perfusion Imaging Evaluation for Understanding Stroke Evolution (DEFUSE) Study[J]. Stroke, 2011, 42(6): 1608–1614.

[72] Albers GW, Marks MP, Kemp S, et al. Thrombectomy for Stroke at 6 to 16 Hours with Selection by Perfusion Imaging[J], N Engl J Med, 2018, 378(8): 708–718.

[73] Kidwell CS, Jahan R, Gornbein J, et al. A trial of imaging selection and endovascular treatment for ischemic stroke[J]. N Engl J Med, 2013, 368(10): 914–23.

[74] Berkhemer OA, Fransen PS, Beumer D, et al. A randomized trial of intraarterial treatment for acute ischemic stroke[J]. N Engl J Med, 2015, 372(1): 11–20.

[75] Dong Y, Guo ZN, Li Q, et al. Chinese Stroke Association guidelines for clinical management of cerebrovascular disorders: executive summary and 2019 update of clinical management of spontaneous subarachnoid haemorrhage[J]. Stroke Vasc Neurol, 2019, 4(4): 176–181.

[76] 李琦. 脑血管疾病的血管影像学研究 [D]. 重庆：重庆医科大学，2011: 1–96.

第 7 章　创伤半暗带的分子影像

一、创伤半暗带的研究进展

随着交通与建筑业的高速发展，交通事故伤和高空坠落伤频发，脑创伤发生率与日俱增，已成为严重的社会问题。由于其病情变化迅速、病理改变复杂，临床上很难准确把握病程并予以及时针对性治疗，往往会导致患者高致残率、高死亡率。创伤性脑损伤（traumatic brain injury，TBI）是全球致死及致残的重要原因，在西方国家中发生概率约为 0.235%。全球每年超过 1000 万人受到创伤性脑损伤的影响，而美国每年也有约超过 5 万的死亡人数；有资料显示大脑缺血及代谢障碍仍是创伤性脑损伤后神经元受损的重要原因。相关研究表明，脑创伤 24h 后，脑组织损伤范围要比原发损伤扩大 30%～300%。脑创伤时，通过影像观察可以将损伤灶从内向外依次分为损伤核心区、损伤周围低密度区、外缘等密度（看似正常）区（图 7-1）。损伤核心区首先出现组织细胞坏死，伴随复杂的炎性损伤因子的作用向周边逐渐扩大，病理级联反应也随之向外扩散。损伤核心区周边的低密度区脑组织存在继发性损害区域，这一区域的脑组织具有类似于脑梗死时缺血半暗带的特性—可逆性脑组织，称之为创伤半暗带（traumatic penumbra，TP）。已坏死的核心区脑组织属不可逆损伤，失去了临床研究价值，创伤半暗带代表过渡区，是可逆性脑损伤，为修复和

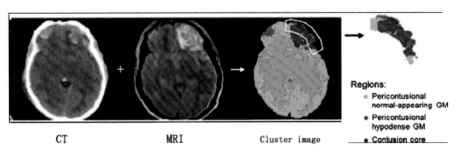

▲ 图 7-1　创伤半暗带的表现（摘自 Hsiao-Ming Wu 2013）
GM. 脑灰质；蓝色为损伤核心区；红色为损伤周围低密度区；绿色为外缘等密度（看似正常）区

神经再生提供了"窗口"时间，临床上若能及时治疗，可以防止脑组织向不可逆的方向发展，对提高患者的生活质量及生存率起着至关重要的作用。创伤半暗带可以向恶化及好转两个方面发展，如何及时正确干预使之最大限度地逆转创伤半暗带组织已成为临床研究的重点。目前创伤半暗带已成为脑外伤治疗的靶区，现已成为当今医学研究的热点。因此，早期判断创伤半暗带的存在、阐明其分子病理机制并针对性的干预治疗等无疑是解决临床治疗脑创伤的关键。

相关学者通过猫脑挫裂伤试验也证实了创伤半暗带的存在。刘佰运等进行的猫脑挫伤实验显示，MRI（PWI）显示的挫裂伤中心灶周围脑组织呈低灌注表现，这种低灌注区在电镜下可见神经元、星形胶质细胞、血脑屏障不同程度破坏。结果表明脑挫裂伤中心灶周围确实存在创伤半暗带。有研究发现人在创伤性脑损伤后也存在创伤半暗带，其处于低灌注状态且可以因及时干预治疗而恢复。经研究证实，除损伤核心区之外的创伤灶周围存在继发性损害区域，这一区域的脑组织具有类似于脑梗死时缺血半暗带的特性——可逆性，故这部分脑组织被称为创伤半暗带。事实上，创伤半暗带的病理变化远非缺血低灌注这么简单，因为它不仅受脑血流、脑水肿、血脑屏障、低氧微环境及细胞凋亡等诸多生化因素影响，还受到直接外力等物理因素的损伤。迄今为止，有限的资料显示损伤后脑血流低灌注是创伤半暗带的病理生理基础。还有研究发现创伤周围脑组织的氧糖比持续低于正常值，说明该区域处于无氧代谢的状态。

创伤半暗带由于创伤的复杂性以及脑损伤的多样性，其相关方面的研究还处于初始阶段，还有大量的问题需探讨以及深入实验研究更进一步探索。创伤半暗带由Hubschmann 和 Nathanson 首先提出，此区域可以向正常和"暗区"两个方向发展，属于一个动态的过程。损伤半暗带区细胞非直接毁损，但由于各种因素影响已导致细胞膜功能发生紊乱，使得该区细胞对去极化过度敏感，引起 K^+ 和神经递质的外流，并且有 Na^+、Ca^{2+} 的相继内流，细胞膜的失稳态不仅造成脑水肿、缺血、缺氧和颅内高压，而且 Ca^{2+} 内流和超载会导致细胞膜自溶、细胞自毁，进一步持续的继发性损伤会使不可拯救的"暗区"加速扩大。若这种级联反应被阻止，则恢复正常区域的范围将增大，这就是积极抢救损伤半暗带区的意义所在。创伤半暗带过度表达神经再生的调节介质，能够参与神经的修复和增殖，这可能是半暗带组织恢复的一种机制。已有实验研究发现用 PET 显示正压氧会增加处于风险区域代谢功能受影响脑组织的（特别是创伤半暗带区及白质区域）氧利用率，而对创伤半暗带在 3h 内行再灌注，可延缓脑梗死的进展。

创伤半暗带病理改变主要是因原发脑创伤而引起的局部脑组织水肿、出血、体积变大、颅压增高等导致脑血流量异常，进而造成细胞膜上的离子泵功能异常，最终导致细胞坏死或者凋亡。另有实验表明，脑损伤后不仅脑血流量的降低参与创伤周围的这些继发损伤，可能另有其他不明因素。有研究也认为创伤半暗带与缺血半暗带的发病机制有所不同，前者受高血压、脑动脉硬化及全身代谢情况等影响较少，脑血流低灌注区侧支循环建立的可能性较大。原发损伤核心区首先发生组织细胞坏死，伴随复杂的炎性损伤因子的作用向周边逐渐扩大，病理级联反应也随之向外扩散。除此之外，由于自由基的形成、蛋白分解及脂质过氧化等因素共同作用下，也会导致神经元死亡，由此可见，创伤半暗带的病理生理机制远比缺血性半暗带更为复杂。

　　Stofelpl 等报道在脑挫裂伤灶周围存在可逆性损伤的脑组织，并正式定义为"创伤半暗带"（traumatic penumbra zone），发现其病理变化类似脑梗死过程中的缺血半暗带。Salvador 等研究显示，神经元氧 – 葡萄糖剥夺（oxygen–glucose deprivation，OGD）是创伤性脑损伤后出现半暗带最关键的病理机制。NEUHAUS 等研究显示OGD 是创伤性脑损伤后半暗带的主要损伤机制，OGD 导致的脑血管内皮细胞破坏、紧密连接蛋白减少及炎性因子增加等较原发机械损伤更显著。创伤半暗带区血流灌注和周围氧、葡萄糖代谢减少，而紧邻损伤核心的脑组织减少程度最大。若创伤半暗带区葡萄糖氧化代谢水平降低，提示厌氧代谢的存在。Moisenovich 等研究发现，将丝素支架移植入创伤性脑损伤大鼠（24h 后）可显著增加 OGD 后神经元及胶质细胞存活率和代谢活性，显著缩小损伤体积，并改善近期与远期神经功能，认为半暗带区尚存在轴突再生的潜力，提示 Elk1 可作为治疗创伤性脑损伤的靶点。陆兆丰等通过建立大鼠中度液压脑损伤模型研究发现，Elk1 在创伤性脑损伤大鼠损伤半暗带脑组织中表达上调，Elk1 可能参与了创伤性脑损伤大鼠损伤半暗带的发生、发展过程；而抑制 Elk1 表达能够减少半暗带神经元坏死及凋亡，改善大鼠神经功能；任欢欢等建立大鼠脑创伤模型，对创伤半暗带进行了病理组织学和 MM–MRI 界定，并从分子水平研究了 AQP4 在创伤半暗带形成中的作用；李利锋等将这一研究进一步推进，利用 7T MR 仪检测 AQP4-RNAi 治疗脑创伤，尤其是对创伤半暗带的治疗作用，提出 DWI 与 SWI 不匹配区提示创伤半暗带，AQP4-RNAi 通过调节 AQP4 表达量及再分布对创伤半暗带有治疗作用，尤其是对细胞内水肿效果明显，并能减轻炎性反应，此结论为基因药物的开发提供了实验依据，但其具体的信号转导机制仍需进一步探讨。

　　关于创伤半暗带的研究一直处于积极探索阶段，随着分子影像学的进一步发展以及相关新技术的开展，有望对创伤半暗带的病理分子机制更加全面深入的认识，从而对临床精准诊疗及早日研发新药提供理论依据。

二、创伤半暗带的病理改变

如前所述，缺血半暗带的病理改变是细胞内水肿，而创伤半暗带的病理改变远比缺血半暗带复杂。Harish G 等认为损伤核心区旁为创伤半暗带，创伤半暗带通常表现为低灌注伴随炎症改变和细胞凋亡，但并无坏死。该观点认为由于脑灌注减低导致脑血流量异常，引起渗透压失衡，最终导致了细胞凋亡。Harish G 认为损伤创伤半暗带随着时间进展发展为水肿、颅压增高，创伤半暗带表现与损伤核心区相似，往往会出现线粒体损害、氧化应激反应、蛋白质聚合和泛素化以及细胞支架蛋白的丢失等相似的病理表现，但程度较轻。创伤半暗带中线粒体 ADP 与 ATP 比值往往升高，提示线粒体功能明显改变。Zheng 等认为创伤半暗带中会出现神经增生过度表达，有助于组织修复和增生，创伤半暗带的存在代表着一个过渡区域，为损伤及神经元修复提供了一个"窗口"。Wu 等通过用 ^{18}F- 脱氧葡萄糖（^{18}F-fluorodeoxyglucose，^{18}F-FDG）PET 扫描发现创伤半暗带氧摄取分数、脑血流、大脑氧代谢率、大脑葡萄糖代谢率减低，并且这些指标随其与创伤中心的距离越近而逐渐降低。在创伤半暗带中血管源性水肿与细胞内水肿共同存在，这与 Barzo、Marmarou 及 Hudak 得出的结论一致。

任欢欢等首次采用大鼠脑挫伤试验，对损伤周围区（创伤半暗带）的病理进行了多时间点的仔细观察，结果显示，创伤后在低倍镜下染色（HE，40×）时创伤周围呈宽窄不一的浅染色带，其病理改变是水肿。创伤后水肿带的宽度随时间延长出现先增宽后变窄的"∧"形变化过程，1h 开始增宽，6h 增加最明显，12h 最宽，24h 开始缩小，7d 水肿带明显缩小变窄。1h 出血明显的细胞间质呈网状，血管周围间隙较大，内皮细胞肿胀等血管源性水肿征象；电镜下显示血脑屏障基底膜不连续、边缘毛糙、破坏。6h 可见胶质细胞肿胀，体积增大，细胞内明显空泡样结构，细胞间隙稍窄等细胞内水肿改变。电镜下显示细胞器肿胀，线粒体嵴断裂、消失。12h 时两种类型水肿均加重。24h 两种水肿均减轻。48h 时血管源性水肿程度再次加重，但是水肿带的宽度没有明显改变。72h 时镜下见较多的肿胀胶质细胞，细胞内水肿再次占主导地位，7d 时两种水肿均明显减轻（图 7-2 至图 7-6）。

任欢欢等还采用 IgG 免疫组织化学染色间接观察血脑屏障的完整性，因为从血管中漏出的炎性细胞分泌 IgG，IgG 染色结果能反映血脑屏障的通透性的强弱，从而代表着血管源性水肿的程度。本实验结果显示在 1h、12h、48h 时表达为 3 度强阳

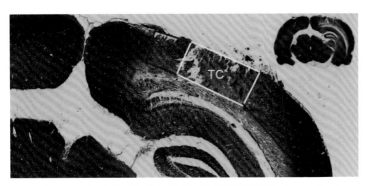

▲ 图 7-2　冠状位创伤半暗带水肿宽度测量示意图（HE，40×）
黄色区域为创伤中心，红色区域为半暗带区。右上角为全脑图。TC. 创伤核心
区；TP. 创伤半暗带

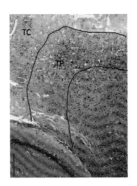

▲ 图 7-3　创伤半暗带
（HE，200×）

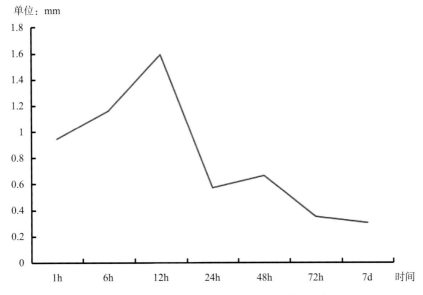

▲ 图 7-4　创伤后不同时间点创伤半暗带宽度的变化

创伤半暗带宽度 1h 开始逐渐变宽，12h 最宽，然后快速下降；24h、48h 变化不明显；7d 时
最窄；与对照组对比，各时间点差异均有统计学意义（$P < 0.05$）；组内对比，除 24h 与 48h
和 72h 与 7d 外余各时间点差异均有统计学意义（$P < 0.05$）

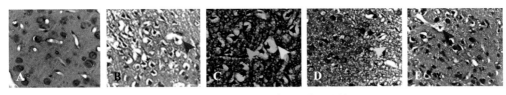

▲ 图 7-5　不同时间点创伤半暗带的病理改变（光镜，400×，HE）

A. 对照组，细胞形态及组织间隙未见异常；B. 6h 细胞内水肿，细胞体积变大，核固缩，胞内空泡样改变（红
箭头）；C. 12h，细胞内水肿（黄箭头）及血管源性水肿（细胞间隙增宽、细胞间质淡染、呈网状结构）（绿箭
头）；D. 48h，血管源性水肿（黄箭头）；E. 72h，细胞内水肿（红箭头）

性，说明此时血管源性水肿比较明显。血脑屏障是脑细胞与血液之间沟通的主要保护屏障，在各种神经性疾病中最容易受损。血脑屏障是由星形胶质细胞的足突膜、基底膜和血管内皮细胞组成的结构，可以阻碍有害的物质对神经细胞的损害，其中最重要的结构是内皮细胞。这种内皮细胞因其具有紧密连接，没有囊泡的胞饮作用，只有很低的跨细胞的转运速率，这就极大地限制了细胞旁和跨细胞的转运。能够调控血脑屏障完整性的当然不只是这些细胞与非细胞成分，还有很多分子对血脑屏障有影响，比如，MMPs 可以溶解细胞外基质，如胶原、糖蛋白、脂蛋白等成分，使血脑屏障受损产生血管源性水肿，还有 VEGF 和血管生成素家族等也可以通过影响血管内皮细胞的功能，改变血脑屏障的完整性（图 7-7）。

实验结果显示，创伤半暗带的病理改变是一个动态变化过程，主要改变是血管源性水肿和细胞内水肿两种类型水肿的彼此消涨。最早出现的是血脑屏障的结构破坏主导的血管源性水肿。6h 时的细胞内水肿本身并不伴随血脑屏障的损伤，只是水从细胞间隙进入细胞内，打破了细胞内水分和离子平衡状态，同时伴随线粒体肿胀，能量代谢失调，导致钠钾泵失调，离子分布异常，进一步导致水分子在细胞内的异常聚集。资料报道，在脑组织受损后，血脑屏障的开放不是单一的开放状态，而是呈"双期"改变，即损伤早期的开放和继发性开放。Beaumont 报道创伤性脑损

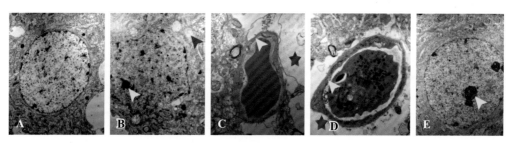

▲ 图 7-6　创伤后不同时间点创伤半暗带的病理改变（TEM，6000×，与图 7-6 为同一组织）
A. 对照组，染色质分布均匀，细胞器形态结构正常；B. 6h，细胞水肿 – 线粒体肿胀，嵴断裂（红箭头），染色质边集（黄箭头）；C. 12h，细胞器肿胀（红箭头），基底膜不连续（黄箭头），血管周围水分异常聚集（蓝星号）；D. 48h，血管基底膜断裂（黄箭头），周围间隙扩大，染色浅淡（蓝星号）；E. 72h，染色质浓聚、边集（黄箭头）

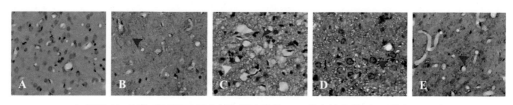

▲ 图 7-7　创伤后不同时间点创伤半暗带的 IgG 的表达变化（SP 法，200×）
A. 对照组，IgG 染色阴性；B. 6h，未见阳性细胞，少量神经纤维染色（红箭头）；C. 12h，阳性染色较多（红箭头），神经纤维网染色（黄箭头）；D. 48h，阳性细胞明显（红箭头）；E. 72h，少量纤维网染色（红箭头）

伤后损伤区的血脑屏障快速打开，但是 36h 后又很快关闭。另有报道在闭合性皮质损伤的损伤区于 4h 血脑屏障的通透性升高。Yang B 发现 EB（Evans-blue）在损伤后 4～6h 和 3d 后的外渗较明显，有两个高峰，研究表明损伤区的血脑屏障存在"双期"开放。本实验进一步证实了创伤半暗带区的血脑屏障也存在"双期"开放，并在开放时间上与损伤区有差异。

创伤半暗带区的血管源性水肿与细胞内水肿的产生并没有截然的界限，而是在创伤后不同的时期相继出现，并以某一种水肿类型为主的混合性水肿，血管源性水肿导致细胞外间隙的水含量增加，细胞外渗透压降低引起水分子进入细胞内形成细胞内水肿，创伤早期水肿逐渐加重还与外伤导致的炎症级联反应、兴奋性氨基酸的爆发性增多或细胞内代谢紊乱等因素相关，外伤晚期创伤半暗带的水肿范围较窄，可能是未能及时干预挽救这些受损的组织，出现的细胞水平和分子水平的持续性损伤所致，例如细胞组成的负性调控、神经元分化的调控、免疫反应、氧化应激反应蛋白、细胞死亡的调控等诸多因素的增加，以及细胞骨架蛋白、线粒体蛋白、肽酶和蛋白酶的抑制剂、DNA 修复蛋白调控等因素的综合影响导致了半暗带的变窄，因而创伤半暗带的宽度整体呈现的是逐渐下降趋势。

总之，创伤半暗带的病理机制十分复杂，其分子病理机制仍需深入探索，尤其是水肿产生的机制是否与 AQP4 相关，将在本章第三节讨论。

三、水通道蛋白 -4 在创伤半暗带组织中的表达

在病理上创伤半暗带存在血管源性水肿和细胞内水肿，水肿的程度与类型演变与 AQP4 的表达调控存在一定内在联系。Finnie 等研究羊脑撞击模型发现，创伤区内存活的星形细胞血管周终足以及足突 AQP4 表达上调；AQP4 在创伤核心区表达较弱，而在创伤半暗带区表达上调，越靠近创伤核心区其表达越低。Blixt 等通过免疫荧光测定发现在动物脑创伤模型中，创伤半暗带区 AQP4 的分布情况与对侧非创伤区相比存在明显差异，在创伤 1d 后创伤半暗带区 AQP4 表达较对侧半球明显下降（18%），但创伤半暗带区组织与星形细胞活化标志物（GFAP）表达保持完整。

另有资料显示，大鼠自由落体冲击伤脑创伤模型中大鼠脑损伤 1d 后，损伤中心区域脑水肿程度最为明显，且该区域星形胶质细胞明显肿胀，并检测细胞上 AQP4 表达明显上调，在周边邻近损伤中心区 AQP4 表达下调，但在远离损伤中心区无明显变化，这表明损伤中心区域和周围半暗带组织的病理改变有差异。Badaut J 等得

出类似的结果，认为脑外伤后挫裂伤中心区脑组织 AQP4 表达明显增多，并随着时间推迟和脑组织的部位不同而有改变，即存在时间和空间的依赖性，在挫裂伤远隔部位脑组织 AQP4 表达较低。Kleffner 等在穿透性脑损伤模型中发现，脑损伤后 ld 和 3d，在损伤灶中心 AQP4 表达明显增加，而在损伤灶周围的星形胶质细胞上 AQP4 表达变化不明显。还有实验表明，损伤中心区域的脑组织的 AQP4 表达增加，而位于损伤半暗带区域的 AQP4 表达降低，病理上损伤中心区域水肿以血管源性水肿为主，损伤周围的水肿带则以细胞内水肿为主。综上所述，相比而言，缺血半暗带的病理基础与 AQP4 表达的相关研究较深入，也得出了比较公认的结论，即缺血半暗带区 AQP4 表达上调，病理改变是细胞内水肿。但对创伤半暗带的病理改变以及 AQP4 的表达情况的研究尚处探索阶段，研究资料较少且不完善，有限的研究结论也不一致，尚需进一步深入研究。

迄今为止，对脑损伤后创伤半暗带区的 AQP4 表达存在分歧。在经过总结前人的相关研究经验基础上，我们团队通过对大鼠脑创伤模型的周密设计，首先从病理角度精准确定创伤半暗带组织后，再对创伤半暗带区进行 AQP4 表达测定。结果显示，创伤半暗带区的 AQP4 表达变化并非"单一升高或降低"这样简单，其表达变化是一个复杂的过程，可能正是因为 AQP4 的动态变化导致了创伤半暗带区脑水肿的多样性。笔者研究发现，在创伤半暗带区早期血脑屏障破坏形成血管源性水肿导致 AQP4 的表达下调，随后 AQP4 表达上调又导致细胞内水肿的形成，大鼠脑损伤后 7d，在创伤半暗带区出现两个水肿高峰与两个 AQP4 表达的高峰完全吻合，说明 AQP4 表达是形成创伤性脑水肿的重要分子机制。创伤半暗带区的 AQP4 的变化在 1h 时轻度下降，12h 和 72h 出现两个高峰，但是 12h 的峰值更明显，7d 时 AQP4 的表达已经接近对照组的表达水平。与损伤中心区比较，创伤半暗带区的 AQP4 表达与脑水肿的类型和程度密切相关，早期由于血脑屏障的破坏出现血管源性水肿，然后 AQP4 表达稍下降，12h 时 AQP4 表达明显升高，导致细胞内水肿程度加重，48h 时由于血管源性水肿的再次加重，所以 AQP4 表达稍有下降，72h 时 AQP4 的上升与细胞内水肿的加重也是一致的，7d 时两种水肿明显减轻而 AQP4 均下降至正常水平。AQP4 表达下调早期脑创伤血管源性水肿的结果，它可以阻止创伤半暗带区血管源性水肿的进一步加重；AQP4 表达上调是形成细胞内水肿的原因，细胞内水分的增多可以有效地稀释细胞内的有害物质浓度以减轻对细胞的损害。由此可见，创伤半暗带区的 AQP4 表达的消长可能参与了机体的防御反应（图 7-8 和图 7-9）。

RNAi 是目前研究特定基因功能的常用方法，它是双链小分子干扰 RNA 片段引

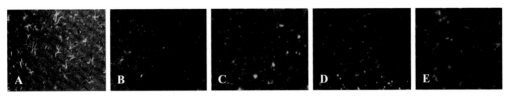

▲ 图 7-8 创伤后不同时间点创伤半暗带区 **AQP4** 表达（免疫双标光镜，**400×**）

A. 对照组，AQP4 在胶质细胞少量表达；B. 6h，AQP4 主要表达于血管内皮细胞；C. 12h，AQP4 在血管内皮细胞和胶质细胞均有明显表达；D. 48h，AQP4 在内皮细胞上表达；E. 72h，AQP4 主要在胶质细胞上，内皮细胞上也可见表达。红色：AQP4，绿色：GFAP（胶质细胞），蓝色：胶质细胞核染色

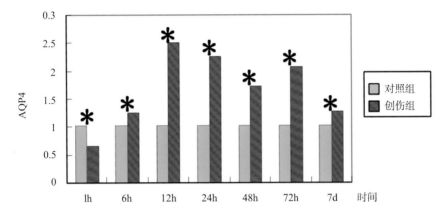

▲ 图 7-9 创伤后创伤半暗带区不同时间水通道蛋白 -4 的表达量

创伤组创伤半暗带区 AQP4 在 1h 时呈下降趋势，然后逐渐升高，12h 达到峰值，24h 降低，48h 继续下降，72h 时再次达到高峰。与对照组组间对比各组差异均有统计学意义（F=84.917，P=0.000，然后进行 oneway-ANOVA 分析得出组内对比，除 6h 与 7d（P=0.798）、12h 和 24h（P=0.168）、24h 与 72h 外（P=0.073）各组差异均有统计学意义（$P < 0.05$）（*$P < 0.05$，差异有统计学意义）

发的转录后水平的特异性基因沉默（gene silencing），具有抑制效率高、设计容易、实验费用低等优点。有研究人员证实化学合成法合成的 siRNA 具有合成方便、起效快和沉默时间较短的特点，便于临床治疗时机的选择。半暗带区常会伴有不同程度的脑水肿，各种类型的脑水肿均与 AQP4 的表达水平相关，从理论上讲可以利用基因沉默这一技术使 AQP4 表达下调，及时阻止脑水肿发展，降低颅高压，减少并发症等以达到治疗目的。相关研究表明 AQP4 基因沉默可以对脑水肿的治疗提供一些新的替代疗法。在动物体内通过基因沉默 AQP4 表达实验能够有效地检验"AQP4 参与了脑水肿的形成"的这一假说。鲁宏等通过 AQP4-siRNA 动物脑创伤模型研究，结果表明脑组织内正常的 AQP4 存在极性分布现象，即在血脑屏障的血管内皮细胞、基底膜和胶质细胞足突分布较多，而胶质细胞膜较少，这种分布形式对维持脑内水平衡具有重要意义。当脑创伤后 AQP4 极性分布失调，呈现"极性反转"（即血脑屏障上 AQP4 分布减少，胶质细胞膜上 AQP4 表达明显增多）是导致脑水肿的直接

原因，AQP4-siRNA 可降低早期 AQP4 极性分布反转指数，从而改善创伤性脑水肿。这种"极性反转"现象也可能是机体的一种防御反应，减轻血管源性水肿（血脑屏障上 AQP4 分布下降）和细胞内水肿（胶质细胞膜 AQP4 分布增多加重细胞内水肿而稀释细胞内的有害物质）（图 7-10 和图 7-11）。

本团队实验前期研究观察到在创伤半暗带的病理改变及发展进程中 AQP4 发挥至关重要的作用。越来越多的证据表明，神经功能障碍如脑缺血、出血性脑组织以及脑创伤等都将导致 AQP4 功能失调。李利锋等通过 AQP4-siRNA 治疗大鼠脑创伤半暗带实验，结果显示，通过 AQP4-siRNA 治疗后在 1h 的 AQP4 表达未见变化，6h 及 12h 时 AQP4 表达明显下调（$P < 0.05$）。AQP4-siRNA 治疗后 1h 水肿无明显

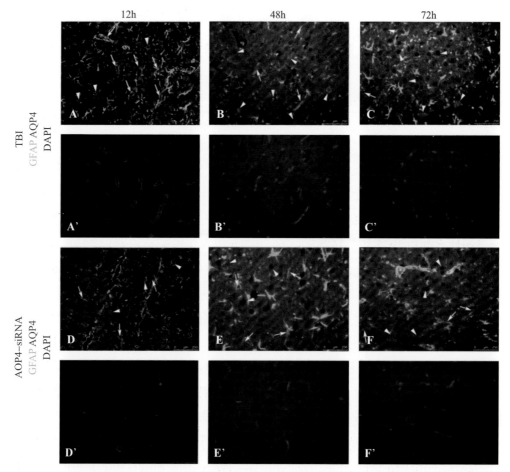

▲ 图 7-10　免疫共聚焦 TBI 和 AQP4-RNAi 治疗后 12h、48h、72 h AQP4 动态表达的时间过程分析
A 至 C. 免疫共聚焦创伤性脑损伤；D 至 F. AQP4-RNAi。创伤性脑损伤后 1～12h，AQP4 极性开始反转（血管周围足端膜上的 AQP4 分布逐渐减少，细胞膜上的 AQP4 表达明显增多）。创伤性脑损伤 48h 后极性反转明显恢复，72h 后极性反转再次加重。绿色示 GFAP；红色示 AQP4；蓝色示胶质细胞核。△. 细胞膜上 AQP4 染色；→. 血管周围界膜上 AQP4 染色

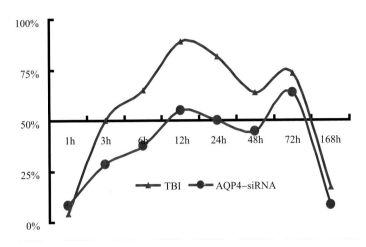

▲ 图 7-11　水通道蛋白 -4 极性分布反转指数曲线图

创伤性脑损伤组：1～12h 极性反转指数快速增高，至 12h 达峰值，12～24h 持续反转指数明显增高，24～48h 反转指数快速下降，72h 极性反转迅速反弹，72～168h 呈极性反转指数呈快速恢复征象

变化，6h 及 12h 细胞器肿胀好转，脑细胞水肿减轻。笔者认为可能为早期发生血管源性水肿时，AQP4 主要分布于血管内皮细胞上，由于血脑屏障破坏，导致了分布在毛细血管细胞内皮上的 AQP4 蛋白受损、数量减少、功能降低，短期之内无法进行恢复，从而使单位体积有效 AQP4 数量未能达一定水平，加上大脑应激及代偿机制还未开始建立或还未达到相应水平，因此早期应用 AQP4-siRNA 治疗创伤半暗带时，因时间太短尚未影响到 AQP4 表达，导致无法缓解血管源性水肿的结果，故血管源性水肿在 1h 无明显缓解；而 6h 及 12h 血管源性水肿不同程度的缓解，可能随着脑创伤进展到晚期（即 6h 及 12h），尽管血管源性水肿程度也逐渐加重，在自身神经调节及体液调节作用下以及大脑部分细胞功能恢复，使得大脑进行自我修复的同时，AQP4 蛋白再分布，主要集中在胶质细胞周边，加上其功能也逐步恢复，AQP4-siRNA 治疗后胶质细胞表面的单位体积内 AQP4 的表达发生变化（"极性反转"下降），使得血管源性水肿得到改善，6h 及 12h 可见不同程度缓解。而对于细胞内水肿，研究结果显示基因治疗对 6h、12h 的细胞内水肿有明显缓解，免疫双标显示 6h 时 AQP4 主要分布在胶质细胞周边，12h 弥漫分布在细胞质内，AQP4 蛋白表达上调是细胞内水中的原因，AQP4-siRNA 治疗后，使 AQP4 表达下调，引起有效转运水分子的蛋白数量减少，细胞内外水分子运输减少，从而有效缓解了细胞内水肿，通过 AQP4 再分布，首先从血管内皮周边移行到胶质细胞周边，从而使最初的血管源性水肿逐步发展为细胞内水肿，最终形成混合性水肿，AQP4-siRNA 可使创伤半暗带区的 AQP4 发生再分布（"极性反转"指数下降），从而缓解创伤半暗带

组织水肿，尤其是细胞内水肿有较明显的治疗作用，而对于血脑屏障破坏引起的血管源性水肿的作用不明显。

AQP4-RNAi能够通过调节AQP4表达量，减轻创伤半暗带区脑组织的水肿程度，特别是细胞内水肿及晚期血管源性水肿，从而降低脑细胞及周边组织炎性反应，对脑创伤有一定治疗效果，但AQP4-RNAi对于早期血管源性水肿治疗作用不明显。因此研究大鼠脑创伤AQP4-RNAi治疗后创伤半暗带区脑组织的病理及分子学改变，并同时结合多模态磁共振成像监测创伤半暗带临床治疗效果及创伤半暗带区脑组织的脑水肿变化，能够为临床研究及治疗创伤半暗带提供有价值的实验依据，具有良好前景。

四、创伤半暗带的多模态磁共振成像

应用PET、CT灌注成像（computed tomography perfusion imaging，CTP）研究缺血半暗带已经被报道，主要从组织代谢变化、脑血流灌注、脑血流阈值等特点来界定创伤半暗带区。有学者认为，创伤脑区周围也存在半暗带，也可能是由于低血供造成。创伤性脑损伤发生后24h内，脑血流量约为正常时的50%。Depreitere等发现，脑创伤病灶中心及病灶周围存在脑血流量的降低，而远离病灶中心脑血流量则逐渐增高，在一定范围内脑血流量的高低与病灶中心的距离成正比。张云东等测量了家兔颅脑撞击伤后的脑组织血流量，发现在伤后30min即迅速下降，于伤后2h到达最低点，为伤前的35%。另有实验通过检测创伤区乳酸水平升高，而脑组织无法进行糖酵解，从而间接反映脑血流量的降低。

研究人员通过猫挫裂伤实验研究，将影像与超微结构结合并证实了创伤半暗带的存在。其研究表明，与缺血半暗带类似，PWI与DWI不匹配区即为"创伤半暗带"，因为PWI应用含钆的对比剂动态监测脑血流量、脑血容量（cerebral blood volume，CBV）和血流平均通过时间（mean transit time，MTT），PWI的变化先于DWI，且面积大于DWI的显示面积，可以比常规MRI序列提前显示缺血改变，从而根据不匹配区确定创伤半暗带。另一实验结果显示猫脑局灶性创伤后6h的T_2FLAIR图与PWI图有失匹配区，且24h的T_2FLAIR图显示脑损伤范围扩大，MR结构成像与功能成像的不匹配可能提示创伤半暗带组织的存在。而Wintermark等用缺血半暗带的标准（缺血核心血容量＜2ml/100g，半暗带的平均通过时间＞150%正常值，且脑血容量＞2ml/100g）来确定创伤半暗带时，挫裂伤核心和大部分挫裂伤周围低密度区都包括在缺血核心内，而创伤后的"缺血区"看似仅局限于一个很薄的边缘区域内，即创伤半暗带，可能以此标准将低估创伤半暗带的范围。这是因为创伤性脑损伤和缺血性脑损伤的病理生理变化存在一定差异，判断缺血半暗带的标准并不适用于确定创伤半暗带。Newcombe 通过实验性创伤性脑损伤模型研究认为，在所有的创伤性脑损伤患者中损伤的最初几天出现 ADC 值降低的损伤核心区，围绕在周边的区域显示 ADC 值增高；在对临床病例观察时，在损伤后前 3d 内 91% 的患者在高 ADC 值区域会出现更薄边界的低 ADC 值区。当损伤扩大时，低 ADC 值区会被高 ADC 区域逐渐占据，该片由微血管衰竭所导致的细胞毒性（内）水肿的薄边界低 ADC 值区即为创伤半暗带。

综上所述，关于创伤半暗带的 MRI 研究较少，有限的资料在理论探索、实验设计、技术标准及结果认定等方面都欠完善和统一。笔者团队利用 MM-MRI 对大鼠 MCAO 模型进行了系列研究，得出了与传统观点不一样的有价值的结论，并在临床上得到了广泛推广应用（见第 6 章）。鉴于此，团队按照研究缺血半暗带的思路，应用 MM-MRI 技术对大鼠脑创伤模型进行实验研究，结果显示，在大鼠创伤性脑损伤模型中，创伤半暗带的病理变化包括细胞内和血管源性水肿，其类型和严重程度互相演变交织，呈动态变化过程。T_2WI、T_2FLAIR 与 DWI 可反映创伤的时空变化，但不能界定创伤半暗带。SWI 可显示创伤核心区，尤其是出血灶的大小。ADC 值可以反映创伤半暗带区的水肿变化而间接提示创伤半暗带。笔者应用 7.0T MM-MRI 监测 AQP4-RNAi 治疗大鼠脑组织创伤半暗带后其影像及病理动态变化情况。实验分为 4 组：对照组、创伤组、安慰剂治疗组及 AQP4-RNAi 治疗组。每组按创伤后时间点 1h、6h、12h 分为 3 个亚组。采用改良 Feeney 法建立中度脑创伤模型，对所有大鼠头部行 7.0T MM-MRI 扫描，观察创伤半暗带区的 T_2WI、DWI、ADC 和 SWI，对应观察创伤半暗带区的病理变化，对测量所得 rs-T_2WI、rs-DWI、rs-SWI、r-ADC 值进行统计分析。结果显示，AQP4-RNAi 对 SWI 代表的损伤核心区并无明显干扰作用，其面积无明显变化，然而在 DWI 及 T_2WI 上，6h 及 12h 水肿面积与创伤组对比呈缩小的趋势，DWI 与 SWI 不匹配区逐渐变小，水肿情况得到控制，这与病理学上 6h 及 12h 脑组织水肿有较明显缓解相吻合。但由于 12h 时两种水肿的 ADC 值结果相反（血管源性水肿时 ADC 值升高，细胞内水肿时 ADC 值下降），实质上是由于两者水肿所致 ADC 值变化相互抵消，在正常数值范围上下波动的"假阴性"表现。因此得到了假性"正常"的数值。因此笔者认为，DWI 与 SWI 不匹配区对创伤半暗带有一定提示作用，可根据两者不匹配区判断创伤半暗带变化情况（图 7-12 和图 7-13）。多模态 MRI 可以反映其病理变化，为临床治疗提供有效的影像信息，目前对影像学评估创伤半暗带尚无统一定论。创伤半暗带的影像评估有待进一步验证。

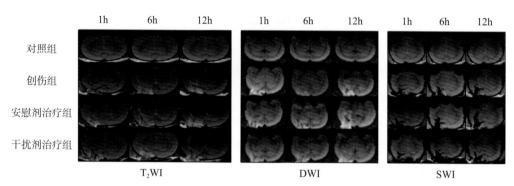

▲ 图 7-12　7.0T 大鼠脑创伤多模态磁共振成像

创伤组及安慰剂治疗组各序列显示的创伤面积随时间延迟而逐渐扩大，干扰剂治疗组各序列在 1h 的创伤面积无明显变化，6h 及 12h 时 T$_2$WI 及 DWI 的创伤面积减小，SWI 低信号面积未见明显变化

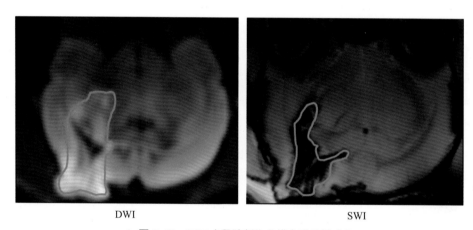

▲ 图 7-13　7.0T 大鼠脑创伤多模态磁共振成像

DWI 显示的创伤面积明显大于 SWI 显示的创伤面积，DWI 与 SWI 的不匹配，提示创伤半暗带（DWI-SWI= 创伤半暗带）

五、多模态影像在脑创伤精准诊断与治疗评估中的作用

　　创伤性脑损伤是由外伤引起的大脑结构损伤和（或）脑功能的损坏，从而表现出一系列的临床症状。它因部位不同其发生机制和临床症状的严重程度也不相同。创伤性脑损伤有非出血性的，也有出血性的，其中颅内出血的部位可分为硬膜外、硬膜下、蛛网膜下腔、脑实质内或脑室内出血。

　　影像学检查对创伤性脑损伤精准诊断十分重要。一般认为，CT 平扫是中度或重度闭合性颅脑损伤首选的影像检查。它具有快速、简便、无绝对禁忌证等优点，能迅速发现危及生命的严重颅脑损伤，如不断扩大的硬膜外血肿、即将发生的脑疝、颅骨骨折线与血管或静脉窦的关系，以及评估脑内血肿是否有再出血风险等，为临床精准有效治疗提供可靠的影像学依据。然而，头颅 CT 平扫也有它的不足之处，对创伤早期脑实质挫伤、弥漫性轴索损伤可能低估或漏诊，在检测脑水肿、颅内高压相关的继发性缺血性改变方面的也存在一定局限性，更无法判定创伤半暗带。有资料表明，近 50% 的创伤性脑损伤病例因并发脑水肿和颅内高压所致的继发性脑缺血性改变而死亡，即便得到幸免但预后也很差，严重威胁着创伤性脑损伤患者的生存率和生活质量。因而，治疗创伤性脑损伤患者的主要目标是预防继发性损伤。准确、有效地诊断继发性缺血区域，可能有助于挽救创伤半暗带，以改善脑外伤后的临床预后。笔者团队通过动物实验证实 MM-MRI 能为创伤性脑损伤患者提供除 CT 平扫之外更多的影像学信息，尤其对创伤半暗带的准确判定。但 MRI 对脑创伤患者检查存在一些不足，如扫描时间相对较长、重型脑创伤（严重颅内出血）者禁用、严禁带磁性的生命保障系统等，极大地限制了 MRI 在创伤性脑损伤患者中的应用。为此，笔者选择了轻、中型创伤性脑损伤患者或康复期创伤性脑损伤患者（无 MRI 禁忌证），采用 T_1WI、T_2WI、T_2FLAIR、DWI、ADC、SWI、ASL 等实用有效的序列（检查时间约 20min）进行 MM-MRI。

T_1WI、SWI 序列结合可以确定创伤中心区及出血情况；T_2WI、T_2FLAIR 结合可以明确水的种类是自由水或是结合水；T_2FLAIR、DWI、ADC 三种序列可以鉴别是血管源性水肿或是细胞内水肿；ASL 可以评估创伤区的与微循环相关的组织灌注情况。研究表明，ASL-PLD 1.5s 显示的灌注面积明显大于 SWI，通过临床治疗复查显示 ASL-SWI 不匹配区也可见缩小，临床症状也有好转。我们提出，ASL-SWI 不匹配区可能提示创伤半暗带，这一结论比动物实验更进了一步。但有待大样本继续验证（图 7-14 和图 7-15）。

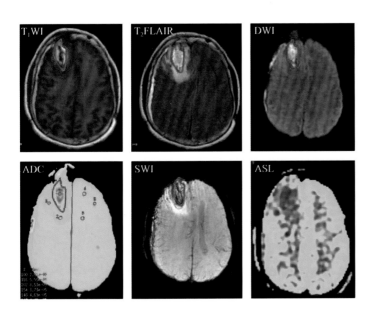

◀ 图 7-14　患者右侧额部外伤 2 天
MM-MRI、T_1WI、SWI 代表创伤中心区，ASL 代表组织低灌注区，ASL-SWI= 创伤半暗带

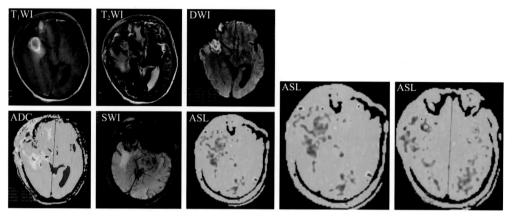

▲ 图 7–15　患者右侧颞部外伤 5 天

MM–MRI，T₁WI、SWI 代表创伤中心区，ASL 代表组织低灌注区，ASL–SWI= 创伤半暗带；治疗 2 周右侧创伤半暗带区范围明显缩小

　　在过去的 50 年里，笔者见证了神经成像领域令人惊叹的创新和进步。MM–MRI 技术的临床应用改变了治疗创伤性脑损伤的方式。先进的神经影像技术必将提高创伤性脑损伤的诊断准确率，提高脑外伤的治疗水平。

（鲁　宏　任欢欢　李利峰　蒋锡丽）

参 考 文 献

[1] Fukuda AM, Adami A, Pop V, et al. Posttraumatic reduction of edema with aquaporin–4 RNA interference improves acute and chronic functional recovery[J]. J Cereb Blood Flow Metab, 2013, 33(7): 1621–1632.

[2] Tagliaferri F, Compagnone C, Korsic M, et al. A systematic review of brain injury epidemiology in Europe[J]. Acta Neurochir (Wien), 2006, 148(3): 255–268.

[3] Coronado VG, Xu L, Basavaraju SV, et al. Surveillance for traumatic brain injury–related deaths—United States, 1997–2007[J]. MMWR Surveill Summ, 2011, 60(5): 1–32.

[4] Faul M, Wald MM, Rutland–Brown W, et al. Using a cost–benefit analysis to estimate outcomes of a clinical treatment guideline: testing theBrain Trauma Foundation guidelines for the treatment of severe traumatic brain injury[J]. J Trauma, 2007, 63(6): 1271–1278.

[5] Hsiao–Ming W, Sung–Cheng H, Paul V, et al. Redefining the pericontusional penumbra following traumatic brain injury: evidence of deteriorating metabolic derangements based on positron emission tomography[J]. J Neurotrauma, 2013, 30(3): 352–360.

[6] 王凯，马军 . 脑创伤周围半暗带的研究进展 [J]. 中国医学影像技术，2012, 28(3): 596–599.

[7] 张瑶，陈红燕，史东立，等 . 猫局灶性脑创伤半暗带的 MRI 研究 [J]. 磁共振成像，2013, 4(2): 125–129.

[8] Newcombe VFJ, Williams GB, Outtrim1 JG, et al. Microstructural basis of contusion expansion in traumatic brain injury: insights from diffusion tensor imaging[J]. J Cereb Blood Flow Metab, 2013, 33(6): 855–862.

[9] Hernandez–Ontiveros DG, Tajiri N, Acosta S, et al. Microglia activation as a biomarker for traumatic brain injury[J]. Front Neurol, 2013, 4: 30.

[10] Urrea C, Castellanos DA, Sagen J, et al. Widespread cellular proliferation and focal neurogenesis after traumatic brain injury in the rat[J]. Restor Neurol Neurosci, 2007, 25(1): 65–76.

[11] Zheng W, Zhuge Q, Zhong M, et al. Neurogenesis in adult human brain after traumatic brain injury[J]. J Neurotrauma, 2013, 30(22): 1872–1880.

[12] Stoffel M, Eriskat J, Plesnila M, et al. The penumbra zone of a traumatic cortical lesion:

a microdialysis study of excitatory amino acid release[J]. Acta Neurochir Suppl, 1997, 70(Suppl1): 91–93.

[13] 刘佰运、郝淑煜、李欢、等. 猫脑挫裂伤灶周围 "半暗带" 影像学结合超微结构的初步研究 [J]. 中华神经外科杂志, 2006(11): 666–669.

[14] Nortje J, Coles J P, Timofeev I, et al. Effect of hyperoxia on regional oxygenation and metabolism after severe traumatic brain injury: preliminary findings[J]. Crit Care Med, 2008, 36(1): 273–281.

[15] Salvador E, Burek M, Forster C Y. Stretch and / or oxygen glucose deprivation (OGD) in an in vitro traumatic brain injury (TBI) model induces calcium alteration and inflammatory cascade[J]. Front Cell Neurosci, 2015, 9(21): 323–337.

[16] Neuhaus W, Gaiser F, Mahringer A, et al. The pivotal role of astrocytes in an in vitro stroke model of the blood–brain barrier[J].Front Cell Neurosci, 2014, 8: 352–368.

[17] Moisennovich MM, Plotnikov EY, Moysenovich AM, et al. Effect of silk fibroin on neuroregeneration after traumatic brain injury[J]. Neurochem Res, 2019, 44(10): 2261–2272.

[18] 陆兆丰、朱刚毅、郑建臣、等. 创伤性脑损伤大鼠半暗带脑组织中 Elk1 的表达及作用 [J]. 新乡医学院学报, 2020, 37(2): 107–112.

[19] 李利锋、鲁宏. 脑组织半暗带的病理、分子机制及影像表现的研究进展 [J]. 国际医学放射学杂志, 2016, 39(1): 18–22.

[20] Hubschmann OR, Nathanson DC. The role of calcium and cellular membrane dysfunction in experimental trauma and subarachnoid hemorrhage[J].J Neurosurg, 1985, 62(5): 698–703.

[21] 李力卓、何松柏. 创伤性脑损伤后损伤半暗带区的病理生理改变 [J]. 临床误诊误治, 2016, 29(5): 105–109.

[22] Engel D C, Mies G, Terpolilli NA, et al. Changes of cerebral blood flow during the secondary expansion of a cortical contusion assessed by 14C–iodoantipyrine autoradiography in mice using a non–invasive protocol[J]. J Neurotrauma, 2008, 25(7): 739–753.

[23] 杨天和、孙志华、张云亭. 创伤性脑梗死的 MR 与 PET 成像研究进展 [J]. 国际医学放射学杂志, 2008, 31(2): 90–94.

[24] 胡明军、崔健、王钢、等. 重型颅脑损伤患者血清及脑脊液中 AQP–4 水平表达及意义 [J]. 山西医科大学学报, 2014, 45(2): 134–136.

[25] Huanhuan Ren, Hong Lu. Dynamic features of brain edema in rat models of traumatic brain injury[J]. NeuroReport, 2019, 30(9): 605–611.

[26] 李利锋、张坤、蒋锡丽、等. 多模态磁共振监测基因干扰治疗脑创伤半暗带的研究. 实用放

射学杂志, 2019, 34(1): 128–132.

[27] Harish G, Mahadevan A, Pruthi N, et al. Characterization of traumatic brain injury in human brains reveals distinct cellular and molecular changes in contusion and pericontusion[J]. J Neurochem, 2015, 134(1): 156–172.

[28] Urrea C, Castellanos D A, Sagen J, et al. Widespread cellular proliferation and focal neurogenesis after traumatic brain injury in the rat[J]. Restor Neurol Neurosci, 2007, 25(1): 65–76.

[29] Kurland D, Hong C, Aarabi B, et al. Hemorrhagic progression of a contusion after traumatic brain injury: a review[J]. J Neurotrauma, 2012, 29(1): 19–31.

[30] Blixt J, Svensson M, Gunnarson E, et al. Aquaporins and blood–brain barrier permeability in early edema development after traumatic brain injury[J], Brain Res, 2015, 1611: 18–28.

[31] Barzo P, Marmarou A, Fatouros P, et al. Contribution of vasogenic and cellular edema to traumatic brain swelling measured by diffusion–weighted imaging[J]. J Neurosurg, 1997, 87(6): 900–907.

[32] Marmarou A. A review of progress in understanding the pathophysiology and treatment of brain edema[J]. Neurosurg Focus, 2007, 22(5): E1.

[33] Hudak A M, Peng L, Marquez D L P C, et al. Cytotoxic and vasogenic cerebral oedema in traumatic brain injury: assessment with FLAIR and DWI imaging[J]. Brain Inj, 2014, 28(12): 1602–1609.

[34] 张程程、鲁宏、陈建强. 大鼠脑挫伤后脑组织水通道蛋白 4 表达及其与脑水肿的关系 [J]. 中华创伤杂志, 2015, 31(2): 158–163.

[35] Cernak I, Vink R, Zapple D N, et al. The pathobiology of moderate diffuse traumatic brain injury as identified using a new experimental model of injury in rats[J]. Neurobiol Dis, 2004, 17(1): 29–43.

[36] Lescot T, Fulla–Oller L, Po C, et al. Temporal and regional changes after focal traumatic brain injury[J]. J Neurotrauma, 2010, 27(1): 85–94.

[37] 陈学华、吴润华、冯伟文、等. 依达拉奉对颅脑损伤后创伤半暗带的影响 [J]. 当代医学, 2012, 18(10): 17–18.

[38] 鲁宏、胡惠、杨娜、等. 大鼠急性脑缺血再灌注的磁共振灌注、扩散成像与病理对照 [J]. 实用放射学杂志, 2007, 23(10): 1409–1412.

[39] LU Hong, LEI Xiao–yan, HU Hui, HE Zhan–ping. Relationship between AQP4 expression and structural damage to the blood–brain barrier at early stages of traumatic brain injury in rats[J]. Chin Med J, 2013, 126 (22): 4316–4321.

[40] Tait MJ, Saadoun S, Bell BA, et al. Water movements in the brain: role of aquaporins[J].

Trends Neurosci, 2008, 31（1）: 37–43.

[41] 任欢欢，熊翱，鲁宏. 大鼠脑创伤半暗带水肿与水通道蛋白 –4 表达的相关性 [J]. 中华创伤杂志，2016, 32(4): 363–369.

[42] Abbott NJ, Friedman A. Overview and introduction: the blood–brain barrier in health and disease[J]. Epilepsia, 2012, 53 Suppl 6: 1–6.

[43] Obermeier B, Daneman R, Ransohoff R M. Development, maintenance and disruption of the blood–brain barrier[J]. Nat Med, 2013, 19(12): 1584–1596.

[44] Ke C, Poon W S, Ng H K, et al. Heterogeneous responses of aquaporin–4 in oedema formation in a replicated severe traumatic brain injury model in rats[J]. Neurosci Lett, 2001, 301(1): 21–24.

[45] Nag S. Morphology and properties of brain endothelial cells[J]. Methods Mol Biol, 2011, 686: 3–47.

[46] Candelario–Jalil E, Yang Y, Rosenberg G A. Diverse roles of matrix metalloproteinases and tissue inhibitors of metalloproteinases in neuroinflammation and cerebral ischemia[J]. Neuroscience, 2009, 158(3): 983–994.

[47] 刘颖. 富氢水对大鼠创伤性脑损伤半暗带区新生血管生成的影响及相关机制的研究 [D]. 苏州：苏州大学，2017.

[48] Saadoun S, Tait MJ, Reza A, et al. AQP4gene deletion in mice does not alter blood–brain barrier integrity or brain morphology[J]. Neuroscience, 2009, 161(3): 764–772.

[49] Guan Y, Li L, Chen J, et al. Effect of AQP4–RNAi in treating traumatic brain edema: Multi–modal MRI and histopathological changes of early stage edema in a rat model[J].Exp Ther Med, 2020, 19(3): 2029–2036.

[50] Chen J, Zhang C, Jiang S, et al. Effects of Aquaporin 4 Knockdown on Brain Edema of the Uninjured Side After Traumatic Brain Injury in Rats[J].Med Sci Monitor, 2016, 22: 4809–4819.

[51] Thanabalasundaram G, Pieper C, Lischper M, et al. Regulation of the blood–brain barrier integrity by pericytes via matrix metalloproteinases mediated activation of vascular endothelial growth factor in vitro[J]. Brain Res, 2010, 1347: 1–10.

[52] Abbott NJ, Ronnback L, Hansson E. Astrocyte–endothelial interactions at the blood–brain barrier[J]. Nat Rev Neurosci, 2006, 7(1): 41–53.

[53] Beaumont A, Marmarou A, Hayasaki K, et al. The permissive nature of blood brain barrier (BBB) opening in edema formation following traumatic brain injury[J]. Acta Neurochir Suppl, 2000, 76: 125–129.

[54] Lin Y, Pan Y, Wang M, et al. Blood–brain barrier permeability is positively correlated with cerebral microvascular perfusion in the early fluid percussion–injured brain of the rat[J]. Lab Invest, 2012, 92(11): 1623–1634.

[55] Baskaya MK, Rao AM, Dogan A, et al. The biphasic opening of the blood–brain barrier in the cortex and hippocampus after traumatic brain injury in rats[J]. Neurosci Lett, 1997, 226(1): 33–36.

[56] Tourdias T, Mori N, Dragonu I, et al. Differential aquaporin 4 expression during edema build–up and resolution phases of brain inflammation[J]. J Neuroinflammation, 2011, 8: 143.

[57] Yang B, Zador Z, Verkman AS. Glial cell aquaporin–4 overexpression in transgenic mice accelerates cytotoxic brain swelling[J]. J Biol Chem, 2008, 283(22): 15280–15286.

[58] Oliva AJ, Kang Y, Truettner JS, et al. Fluid–percussion brain injury induces changes in aquaporin channel expression[J]. Neuroscience, 2011, 180: 272–279.

[59] Verkman AS, Binder DK, Bloch O, et al. Three distinct roles of aquaporin–4 in brain function revealed by knockout mice[J]. Biochim Biophys Acta, 2006, 1758(8): 1085–1093.

[60] Ghabriel MN, Thomas A, Vink R. Magnesium restores altered aquaporin–4 immunoreactivity following traumatic brain injury to a pre–injury state[J]. Acta Neurochir Suppl, 2006, 96: 402–406.

[61] Papadopoulos MC, Manley GT, Krishna S, et al. Aquaporin–4 facilitates reabsorption of excess fluid in vasogenic brain edema[J]. FASEB J, 2004, 18(11): 1291–1293.

[62] Berezowski V, Fukuda AM, Cecchelli R, et al. Endothelial cells and astrocytes: a concerto en duo in ischemic pathophysiology[J]. Int J Cell Biol, 2012, 2012: 176287.

[63] Fukuda AM, Badaut J. Aquaporin 4: a player in cerebral edema and neuroinflammation[J]. J Neuroinflammation, 2012, 9: 279.

[64] Zhang C, Chen J, Lu H. Expression of aquaporin–4 and pathological characteristics of brain injury in a rat model of traumatic brain injury[J]. Mol Med Rep, 2015, 12(5): 7351–7357.

[65] Bramlett HM, Dietrich WD. Neuropathological protection after traumatic brain injury in intact female rats versus males or ovariectomized females[J]. J Neurotrauma, 2001, 18(9): 891–900.

[66] Finnie JW, Blumbergs PC, Manavis J. Aquaporin–4 expression after experimental contusional injury in an ovine impact–acceleration head injury model[J]. J Clin Neurosci, 2011, 18(7): 947–950.

[67] Badaut J, Ashwal S, Adami A, et al. Brain water

mobility decreases after astrocytic aquaporin-4 inhibition using RNA interference[J]. J Cereb Blood Flow Metab, 2011, 31(3): 819-831.

[68] 宋振全, 赵旭, 刘恩智, 等. 化学合成小干扰RNA 对大鼠脑内 AQP4 蛋白沉默效果验证与筛选 [J]. 创伤与急危重病医学, 2014(2): 73-76.

[69] Nicchia GP, Frigeri A, Liuzzi GM, et al. Inhibition of aquaporin-4 expression in astrocytes by RNAi determines alteration in cell morphology, growth, and water transport and induces changes in ischemia-related genes[J]. FASEB J, 2003, 17(11): 1508-1510.

[70] Hong Lu, Yuefu Zhan, Ai Li. et al. AQP4-siRNA alleviates traumatic brain edema by altering post-traumatic AQP4 polarity reversal in TBI rats[J]. Journal of Clinical Neuroscience, 2020, 81(11): 113-119.

[71] 鲁宏, 胡惠, 何占平, 等. 基因沉默对缺血脑组织水通道蛋白 4 表达的影响 [J]. 解剖学杂志, 2012, 35(1): 4-8.

[72] 胡惠, 鲁宏, 何占平. 水通道蛋白 4 mRNA 沉默可抑制离体缺氧星形胶质细胞水通道蛋白 4 的表达 [J]. 解剖学杂志, 2011, 34(1): 73-77.

[73] Hu H, Lu H, He Z, et al. Gene interference regulates aquaporin-4 expression in swollen tissue of rats with cerebral ischemic edema: Correlation with variation in apparent diffusion coefficient[J]. Neural Regen Res, 2012, 7(21): 1659-1666.

[74] Badaut J, Fukuda AM, Jullienne A, et al. Aquaporin and brain diseases[J]. Biochim Biophys Acta, 2014, 1840(5): 1554-1565.

[75] 沈礼芹, 蒋金泉, 郭建杰. 脑挫裂伤后脑组织中 AQP4 的表达变化及意义 [J]. 山东医药, 2011, 51(26): 6-7.

[76] 赵旭, 柳云恩, 刘恩智, 等. 大鼠局灶性脑挫裂伤不同损伤区域水通道蛋白 4 表达变化的实验研究 [J]. 成都医学院学报, 2013, 8(4): 403-407.

[77] Wei XE, Zhang YZ, Li YH, et al. Dynamics of rabbit brain edema in focal lesion and perilesion area after traumatic brain injury: a MRI study[J]. J Neurotrauma, 2 012, 29(14): 2413-2420.

[78] Tang G, Yang GY. Aquaporin-4: A Potential Therapeutic Target for Cerebral Edema[J]. Int J Mol Sci, 2016, 17(10): 1413.

[79] Filippidis AS, Carozza RB, Rekate HL. Aquaporins in Brain Edema and Neuropathological Conditions[J]. Int J Mol Sci, 2016, 18(1): 55.

[80] Tang G, Liu Y, Zhang Z, et al. Mesenchymal stem cells maintain blood-brain barrier integrity by inhibiting aquaporin-4 upregulation after cerebral ischemia[J]. Stem Cells, 2014, 32(12): 3150-3162.

[81] Vindedal G F, Thoren AE, Jensen V, et al. Removal of aquaporin-4 from glial and ependymal membranes causes brain water accumulation[J]. Mol Cell Neurosci, 2016, 77: 47-52.

[82] 张赛, 刘晓智, 刘振林, 等. 水通道蛋白 4 小RNA 干扰技术优化亚低温治疗脑水肿 [J]. 中华神经外科杂志, 2009, 25(2): 178-181.

[83] Chen H, Chan YL, Nguyen LT, et al. Moderate traumatic brain injury is linked to acute behaviour deficits and long term mitochondrial alterations[J]. Clin Exp Pharmacol Physiol, 2016, 43(11): 1107-1114.

[84] Xu B, Yu DM, Liu FS. Effect of siRNA induced inhibition of IL6 expression in rat cerebral gliocytes on cerebral edema following traumatic brain injury[J]. Mol Med Rep, 2014, 10(4): 1863-1868.

[85] Herrmann AG, Deighton RF, Le Bihan T, et al. Adaptive changes in the neuronal proteome: mitochondrial energy production, endoplasmic reticulum stress, and ribosomal dysfunction in the cellular response to metabolic stress[J]. J Cereb Blood Flow Metab, 2013, 33(5): 673-683.

[86] Smith LGF, Milliron E, Ho ML, et al. Advanced neuroimaging in traumatic brain injury: An overview[J]. Neurosurg Focus, 2019, 47(6): E17.

[87] Sala N, Suys T, Zerlauth JB, et al. Cerebral extracellular lactate increase is predominantly nonischemic in patients with severe traumatic brain injury[J]. J Cereb Blood Flow Metab, 2013, 33(11): 1815-1822.

[88] Niskanen JP, Airaksinen AM, Sierra A, et al. Monitoring functional impairment and recovery after traumatic brain injury in rats by FMRI[J]. J Neurotrauma, 2013, 30(7): 546-556.

[89] Depreitere B, Aviv R, Symons S, et al. Study of perfusion in and around cerebral contusions by means of computed tomography[J]. Acta Neurochir Suppl, 2008, 102: 259-262.

[90] Wintermark M, Flanders AE, Velthuis B, et al. Perfusion-CT assessment of infarct core and penumbra: Receiver operating characteristic curve analysis in 130 patients suspected of acute hemispheric stroke[J]. Stroke, 2006, 37(4): 979-985.

[91] 张云东, 邹咏文, 许民辉, 等. 家兔颅脑创伤后内皮素及其 α 受体在脑血流量变化中的作用 [J]. 重庆医学, 2000, 29(5): 394-395.

[92] Tavender EJ, Bosch M, Green S, et al. Quality and consistency of guidelines for the management of mild traumatic brain injury in the emergency department[J]. Acad Emerg Med. 2011, 18(8): 880-889.

[93] Mittal S, Wu Z, Neelavalli J, et al. Susceptibility-weighted imaging: Technical aspects and clinical

applications, part 2[J]. AJNR Am J Neuroradiol, 2009, 30(2): 232–252.

[94] Jagoda AS, Bazarian JJ, Bruns JJ Jr, et al. Clinical policy: Neuroimaging and decisionmaking in adult mild traumatic brain injury in the acute setting[J]. J Emerg Nurs, 2009, 35(2): e5–e40.

[95] Tong KA, Ashwal S, Holshouser BA, et al. Hemorrhagic shearing lesions in children and adolescents with posttraumatic diffuse axonal injury: Improved detection and initial results[J]. Radiology, 2003, 227(2): 332–339.

[96] Garnett MR, Blamire AM, Corkill RG, et al. Abnormal cerebral blood volume in regions of contused and normal appearing brain following traumatic brain injury using perfusion magnetic resonance imaging[J]. J Neurotrauma, 2001, 18(6): 585–593.

[97] Moen KG, Brezova V, Skandsen T, et al. Traumatic axonal injury: The prognostic value of lesion load in corpus callosum, brain stem, and thalamus in different magnetic resonance imaging sequences[J]. J Neurotrauma, 2014, 31(17): 1486–1496.

[98] Lu L, Cao H, Wei X, et al. Iron deposition is positively related to cognitive impairment in patients with chronic mild traumatic brain injury: Assessment with susceptibility weighted imaging[J]. BioMed research international, 2015, 2015: 470676.

[99] Zhang SX, Yao YH, Zhang S, et al. Comparative study of dsc–pwi and 3d–asl in ischemic stroke patients[J]. J Huazhong Univ Sci Technolog Med Sci, 2015, 35(6): 923–927.

[100] Oshio K, Okuda S, Shinmoto H. Removing ambiguity caused by t2shine–through using weighted diffusion subtraction (wds)[J]. Magnetic resonance in medical sciences: MRMS: an official journal of Japan Society of Magnetic Resonance in Medicine, 2016, 15(1): 146–148.

[101] Gatidis S, Schmidt H, Martirosian P, et al. Apparent diffusion coefficient–dependent voxelwise computed diffusion–weighted imaging: An approach for improving snr and reducing t2shine–through effects[J]. J Magn Reson Imaging, 2016, 43(4): 824–832.

[102] Shetty VS, Reis MN, Aulino JM, et al. ACR Appropriateness Criteria Head Trauma[J]. J Am Coll Radiol, 2016, 13(6): 668–679.

[103] Liu S, Buch S, Chen Y, et al. Susceptibility-weighted imaging: Current status and future directions[J]. NMR Biomed, 2017, 30(4): 10.

[104] Allen CJ, Baldor DJ, Hanna MM, et al. Early craniectomy improves intracranial and cerebral perfusion pressure after severe traumatic brain injury[J]. Am Surg, 2018, 84(3): 443–450.

[105] Ferrazzano PA, Rosario BL, Wisniewski SR, et al. Use of magnetic resonance imaging in severe pediatric traumatic brain injury: Assessment of current practice[J]. J Neurosurg Pediatr, 2019, 23(4): 471–479.

[106] Young AMH, Donnelly J, Liu X, et al. Computed tomography indicators of deranged intracranial physiology in paediatric traumatic brain injury[J]. Acta Neurochir Suppl, 2018, 126: 29–34.

[107] Seners P, Turc G, Lion S, et al. Relationships between brain perfusion and early recanalization after intravenous thrombolysis for acute stroke with large vessel occlusion[J]. J Cereb Blood Flow Metab, 2020, 40(3): 667–677.

[108] Holshouser B, Pivonka–Jones J, Nichols JG, et al. Longitudinal metabolite changes after traumatic brain injury: A prospective pediatric magnetic resonance spectroscopic imaging study[J]. J Neurotrauma, 2019, 36(8): 1352–1360.

[109] Wallace EJ, Mathias JL, Ward L. The relationship between diffusion tensor imaging findings and cognitive outcomes following adult traumatic brain injury: A meta–analysis[J]. Neurosci Biobehav Rev, 2018, 92: 93–103.

[110] Threlkeld ZD, Bodien YG, Rosenthal ES, et al. Functional networks reemerge during recovery of consciousness after acute severe traumatic brain injury[J]. Cortex, 2018, 106: 299–308.

[111] Giacino JT, Katz DI, Schiff ND, et al. Comprehensive systematic review update summary: Disorders of consciousness: Report of the guideline development, dissemination, and implementation subcommittee of the american academy of neurology; the american congress of rehabilitation medicine; and the national institute on disability, independent living, and rehabilitation research[J]. Neurology, 2018, 91(10): 461–470.

[112] Edlow BL, Chatelle C, Spencer CA, et al. Early detection of consciousness in patients with acute severe traumatic brain injury[J]. Brain, 2017, 140(9): 2399–2414.

[113] Di Perri C, Bahri MA, Amico E, et al. Neural correlates of consciousness in patients who have emerged from a minimally conscious state: A cross–sectional multimodal imaging study[J]. Lancet Neurol, 2016, 15(8): 830–842.

[114] Doshi H, Wiseman N, Liu J, et al. Cerebral hemodynamic changes of mild traumatic brain injury at the acute stage[J]. PLoS one, 2015, 10(2): e0118061.

[115] Yuh EL, Cooper SR, Mukherjee P, et al. Diffusion tensor imaging for outcome prediction in mild traumatic brain injury: A track–tbi study[J]. J

Neurotrauma, 2014, 31(17): 1457–1477.

[116] Kim N, Branch CA, Kim M, et al. Whole brain approaches for identification of microstructural abnormalities in individual patients: Comparison of techniques applied to mild traumatic brain injury[J]. PloS one, 2013, 8(3): e59382.

[117] Hart J, Jr., Kraut MA, Womack KB, et al. Neuroimaging of cognitive dysfunction and depression in aging retired national football league players: A cross–sectional study[J]. JAMA Neurol, 2013, 70(3): 326–335.

[118] Grossman EJ, Jensen JH, Babb JS, et al. Cognitive impairment in mild traumatic brain injury: A longitudinal diffusional kurtosis and perfusion imaging study[J]. AJNR Am J Neuroradiol, 2013, 34(5): 951–957, S1–S3.

[119] Wilde EA, Ayoub KW, Bigler ED, et al. Diffusion tensor imaging in moderate–to–severe pediatric traumatic brain injury: Changes within an 18 month post–injury interval[J]. Brain Imaging Behav, 2012, 6(3): 404–416.

[120] Lipton ML, Gulko E, Zimmerman ME, et al. Diffusion–tensor imaging implicates prefrontal axonal injury in executive function impairment following very mild traumatic brain injury[J]. Radiology, 2009, 252(3): 816–824.

[121] Sidaros A, Engberg AW, Sidaros K, et al. Diffusion tensor imaging during recovery from severe traumatic brain injury and relation to clinical outcome: A longitudinal study[J]. Brain, 2008, 131(Pt 2): 559–572.

[122] Bazarian JJ, Zhong J, Blyth B, et al. Diffusion tensor imaging detects clinically important axonal damage after mild traumatic brain injury: A pilot study[J]. J Neurotrauma, 2007, 24(9): 1447–1459.

[123] 艾莉，陈海霞，秦将均，等 .AQP4 在创伤性脑水肿中的表达与多模态 MRI 成像研究 [J]. 海南医学院学报，2020, 26(17): 1353–1357.

第 8 章 水通道蛋白 -4 在脑水肿组织中的表达与多模态磁共振成像

一、水通道蛋白 -4 在缺血性脑水肿中的表达与多模态磁共振成像

前已详细讨论缺血半暗带组织中的 AQP4 表达与 MM–MRI，缺血半暗带组织仅为缺血脑组织的一个特殊部位，它对缺血性脑卒中的基础研究非常重要，所以专辟章节重点描述。笔者团队在重点研究缺血半暗带的同时也对整体缺血脑组织进行了相关指标检测，也得出了不同于缺血半暗带的有价值的结果，现予以报道。

（一）水通道蛋白 -4 在缺血性脑水肿中的表达

Taniguchi 等对大鼠 MCAO 模型研究发现，在术后第 3 天大脑皮质坏死区周边组织的 AQP4 mRNA 表达增强，但缺乏对早期缺血性脑水肿（< 24h）的研究资料。笔者实验显示，在 MCAO 24h 内，AQP4 的蛋白与基因表达呈明显正相关（$r=0.949$，$P < 0.01$），表明在整个脑水肿过程中 AQP4 基因与蛋白表达保持高度一致。从表达的部位观察，在正常情况下以水代谢（内分泌）活跃的细胞表达丰富，如脉络丛、室管膜细胞及血管周围的神经细胞等；在栓塞组，梗死区的胶质细胞表达明显增加，结合病理观察，AQP4 表达明显的部位恰好与水肿发生部位相吻合。从 AQP4 的表达量考察，在 MCAO 后 15min，梗死区的 AQP4 的表达即明显增加，在 1h 内呈线性上升趋势，此阶段的病理改变为细胞内水肿。在 MCAO 后 1～6h，AQP4 的表达缓慢上升，几乎呈一"平台型"，对应的病理是混合性水肿期。6～24h，AQP4 的表达又表现为上升高峰，此时的病理特征是缺血性坏死。AQP4–siRNA 可以在有效时间段（30min 至 2h）使 AQP4 基因和 AQP4 蛋白沉默，减轻细胞内水肿期程度，进而改善脑梗死预后。

（二）缺血性脑水肿中的多模态磁共振成像

在缺血超早期（15min）DWI 即可出现高信号，其病理改变为细胞内水肿，如细胞器（线粒体，内质网）肿胀。在 15min 至 1h 期间，DWI 的高信号面积出现第一个高峰，ADC 呈线性下降，对应的病理恰好是细胞内水肿不断加重的阶段，但因组织总水含量没变，T_2WI、T_2FLAIR 未见异常，该综合影像即是前述的缺血半暗带。在 1～6h 时，镜下已出现血脑屏障破坏，细胞变性坏死，在病理上呈现血管源性水肿与细胞内水肿并存的混合性水肿，组织总水含量增加。此时，DWI 的异常信号面积和信号强度仅有缓慢增加，ADC 值逐渐下降，3h 后降至最低，之后缓慢回升，出现相对平台期；但 T_2WI、T_2FLAIR 开始出现异常高信号，6h 后血管源性水肿明显加重并出现中心梗死灶，DWI 的异常信号面积再次增加，但信号强度有所下降，而 T_2WI 的异常信号面积和信号强度仍不断上升。主要由于细胞膜破裂，血脑屏障破坏，细胞间隙增宽等，使水分子扩散自由度增加，导致 ADC 值增加。DWI 与 ADC 之间无明显关系，甚至在后期组织坏死时（6～24h），DWI 与 ADC 之间明显失去了理论上的负指数函数关系。这充分证实了 DWI 上高信号的病理基础是细胞内水肿，这是因为 DWI 的信号强度，除与 ADC 值的大小有关外，还受组织 T_2 值的影响，即透过效应（shine-through）；T_2WI 上高信号的病理基础则是血管源性水肿和组织坏死，依据大鼠脑 MCAO 模型的 MM-MRI 表现将脑梗死分三期（图 8-1 和图 8-2），见表 6-4。

二、水通道蛋白 -4 在创伤性脑水肿中的表达与多模态磁共振成像

第 7 章已对脑创伤半暗带的组织病理、AQP4 表达及 MM-MRI 进行了系统阐述。

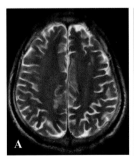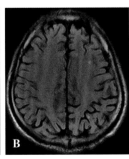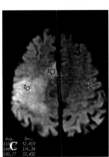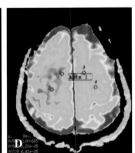

▲ 图 8-1　患者左侧肢体乏力 4h

右侧半卵圆中心早期脑梗死，存在缺血半暗带，T_2WI（A）、T_2FLAIR（B）未见异常，DWI（C）高信号，ADC 图（D）低信号

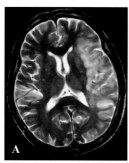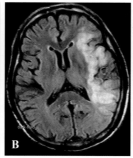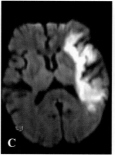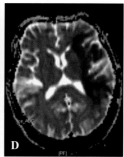

▲ 图 8-2　患者右侧偏瘫 4d

左侧颞叶中晚期脑梗死，不存在缺血半暗带，T_2WI（A）、T_2FLAIR（B）高信号，DWI（C）高、等混杂信号，ADC 图（D）低、高混杂信号

实验结果对临床也具有非常重要的指导价值。除此之外，笔者另建立了与临床分期相对应的创伤性脑损伤及 AQP4-siRNA 大鼠模型，时间点设置为 1h、6h、24h、48h、72h、168h［早期（＜24h）、中期（24～72h）、晚期（72～7d）］，将创伤侧及镜像侧进行对比研究，尤其是对非创伤的镜像侧进行了综合研究，迄今尚未见类似报道。

（一）TBI 镜像侧的病理变化

在损伤区脑创伤早期（＜24h）首先出现的是血脑屏障破坏的出现血管源性水肿，随后出现细胞内水肿。中期（24～72h）主要是以细胞内水肿为主的混合性水肿，晚期（72～7d）细胞水肿明显减轻，血管源性水肿仍然存在，但在 24h、72h 出现明显的 2 次水肿高峰，其主要原因均是由于细胞水肿的加重所致；镜像侧的脑组织结构在 1h 未见异常，6h 出现细胞水肿，24h 出现血管源性水肿并存的混合性脑水肿，至 48h 细胞水肿持续存在，血管源性水肿缓解，72h 仍有明显的细胞水肿，7d 细胞水肿减轻。与损伤区比较，镜像区水肿表现较轻，未出现典型的水肿高峰，血管源性水肿缓解早于细胞水肿。因此，笔者认为大脑作为一个整体，当一侧脑创伤时，非损伤侧的脑组织有相应的病理变化，在时间上滞后于损伤侧，其水肿类型与损伤区不同（图 8-3）。

（二）水通道蛋白 -4 在脑创伤脑水肿组织中表达

1. 水通道蛋白 -4 在损伤侧和镜像侧的表达分布

假手术组的 AQP4 表达主要位于胶质细胞和血管内皮细胞及胶质细胞的足突上。损伤区 1h AQP4 在血管周表达增加，6h 在胶质细胞表达丰富，24h 和 72h 均在血管和胶质细胞区间 AQP4 明显的表达，48h 和 7d 在上述区域的 AQP4 表达减少。镜像

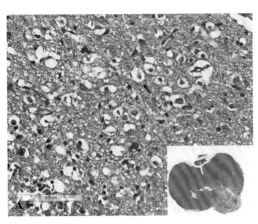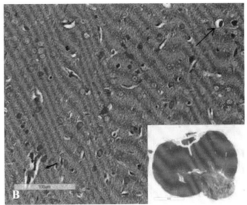

▲ 图 8-3 脑损伤 24h 损伤侧、镜像侧的光镜观察（**HE，200×**）

A. 损伤侧，可见以细胞水肿为主的混合水肿加重（第一个水肿高峰），血管源性水肿并存（黑箭）；B. 镜像侧，以细胞水肿为主的混合性脑水肿（黑箭示血管源性水肿，黑燕尾箭示细胞内水肿）

侧 1h AQP4 在胶质细胞和血管内皮细胞及胶质细胞的足突上表达，6h 在胶质细胞区间 AQP4 表达增加，24h 和 72h 在血管和胶质细胞区间 AQP4 均有表达，但低于损伤侧，48h 和 7d 在上述区域的 AQP4 表达减少（图 8-4）。

2. 水通道蛋白 -4 在损伤侧和镜像侧的表达量

本研究表明损伤区的胶质细胞、血管内皮细胞表达 AQP4，在 1h 表达下调，6h 最低，之后回升至 24h 达第一次高峰，48h 下降，72h 又出现第二次高峰，随后下降至 7d，除 1h 组外各时间点与假手术组比较差异有统计学意义（$P < 0.01$）。结合病理观察脑创伤后 1～6h 主要为血管源性水肿，24h 及 72h 2 次 AQP4 表达高峰时

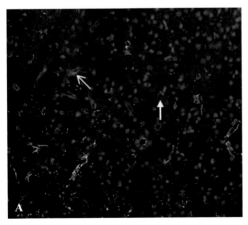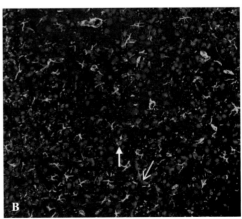

▲ 图 8-4 脑损伤 24h 损伤侧、镜像侧的激光共聚焦图（**200×**）

大脑损伤 24h AQP4 在损伤区及镜像区脑组织的 GFAP-AQP4 分布图。A. 损伤侧，显示 AQP4 在血管（白燕尾箭）和胶质细胞膜（白箭）AQP4 明显表达；B. 镜像侧，显示 AQP4 在血管（白燕尾箭）和胶质细胞膜（白箭）均有表达，但比损伤侧少

的病理改变主要为细胞水肿。因此认为以血脑屏障破坏形成的血管源性水肿导致了 AQP4 表达下调，但 AQP4 表达上调是细胞水肿的原因。当血脑屏障破坏后 AQP4 下调可以减轻血管内的水进入组织间隙，缓解血管源性水肿，当损伤相关因子等有害物质进入细胞内使 AQP4 表达上调，有利于水进入细胞内稀释有害物质，对细胞起保护作用。推测在脑创伤后 AQP4 的表达调控是机体的防御机制。而在镜像侧的 AQP4 表达无损伤后下调变化，在 1h 与假手术组差异无统计学意义（$P > 0.05$），6h 开始缓慢上调上升至 72h 达高峰，之后下降至 7d，各时间点的表达量均低于损伤侧。对应的仍是以细胞水肿为主病理改变，血管源性水肿短暂出现并很快消退。AQP4-siRNA 能使 24h 和 72h 的 AQP4 表达下降、细胞水肿明显减轻，同时也能使 7d 的血管源水肿及组织坏死、炎性细胞明显缓解。但对早期（< 6h）创伤性血管源性脑水肿无明显改善作用。上述实验表明 AQP4 表达上调仍然与细胞水肿程度相一致，是导致细胞水肿的重要分子机制。推测当一侧脑创伤后通过大脑之间的神经 – 体液调节系统将这一信号转导至非创伤镜像侧使 AQP4 表达上调，导致细胞水肿。

（三）创伤性脑水肿的多模态磁共振成像

第 5 章已详细介绍了应用 MM-MRI 技术如何鉴别血管源性水肿和细胞内水肿，分析了各种类型脑水肿的影像特征及其成像病理基础。创伤性脑水肿并非独立存在的单一类型脑水肿，是多种脑水肿交织共存的混合型脑水肿，只是在每一阶段以某一类型为主。因此，在理论上分析脑水肿的 MM-MRI 特点可以大致判定脑创伤进程。

经动物实验观察在脑创伤的早、中、晚期均存在血管源性水肿，因此，在 T_2WI、T_2FLAIR 及 DWI 上都是高信号，随创伤事件的推迟，细胞内水肿出现并有加重趋势，ADC 值可以出现由高降低的变化，因 ADC 值变化的程度可导致 DWI 信号的相应变化（图 8-5 至图 8-7）。

因目前临床上使用 MRI 对脑创伤的检查有许多禁忌证，仅适用于轻型或康复期患者，因此 MM-MRI 对脑创伤的临床应用有待科技发展并进一步探索。

对照组
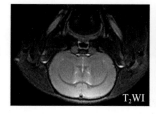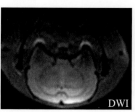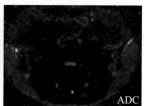

▲ 图 8-5　7.0T 大鼠脑多模态磁共振成像正常表现

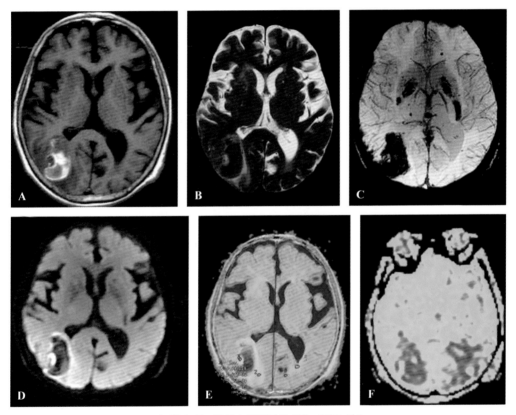

创伤组
(创伤后 24h)

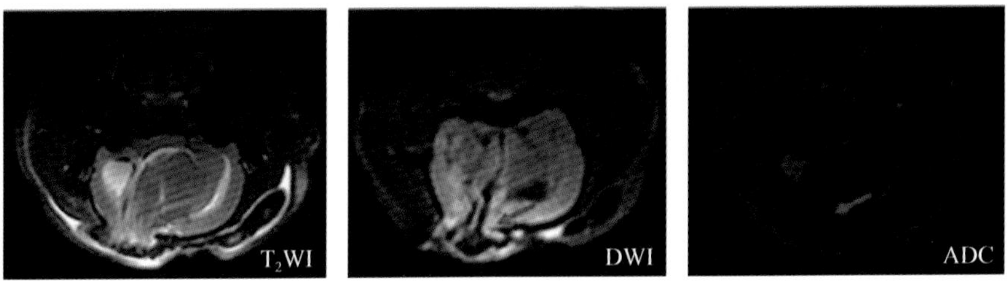

▲ 图 8-6　7.0T 大鼠右侧脑创伤 24h 多模态磁共振成像表现（红箭所示）

▲ 图 8-7　患者右侧枕叶脑创伤（脑血肿）

T_1WI（A）及 T_2WI（B）混杂信号、SWI（C）低信号、DWI（D）及 ADC 图（E）混杂信号、ASL（F）双侧枕叶低信号；左侧镜像区也出现 ASL 低灌注

（鲁　宏　雷小燕　张程程）

参 考 文 献

[1] Lu H, Sun SQ. A correlative study between AQP4 expression and the manifestation of DWI after the acute ischemic brain edema in rats[J]. Chin Med J (Engl), 2003, 116(7): 1063–1069.

[2] 鲁宏，孙善全. 水通道蛋白 -4 在急性脑缺血组织中的表达与 MR 扩散加权成像的相关性研究

[J]. 中华放射学杂志，2003, 37(6): 508–513.

[3] 廖建坤，何玉华，陈亚平. 水通道蛋白 4 在大鼠脑缺血再灌注后脑水肿中的变化及意义 [J]. 分子影像学杂志，2017, 40(1): 68–70.

[4] 鲁宏，孙善全. 水通道蛋白 –4 在早期缺血性脑水肿中的表达 [J]. 解剖学杂志，2003, 26(4): 347–351.

[5] Hu H, Lu H, He Z, et al. Gene interference regulates aquaporin–4 expression in swollen tissue of rats with cerebral ischemic edema: Correlation with variation in apparent diffusion coefficient [J]. Neural Regeneration Res, 2012, 7(21): 1659–1666.

[6] Clément T, Rodriguez–Grande B. Aquaporins in brain edema [J]. J Neurosci Res, 2020, 9 8(1): 9–18.

[7] Li X, Bai R, Zhang J. Effect of progesterone intervention on the dynamic changes of AQP–4 in hypoxic–ischaemic brain damage [J]. Intern J Clinic Experiment Med, 2015, 8(1 0): 18831–18836.

[8] 牛彩虹，齐进冲，杨北，等. 水通道蛋白 –4 与缺血性脑水肿的研究 [J]. 脑与神经疾病杂志，2016, 24(2): 126–128.

[9] 彭晓澜，翁烨，黄立东，等. 水通道蛋白磁共振分子成像在缺血性脑卒中的可视化研究 [J]. 磁共振成像，2019, 10(10): 762–767.

[10] 林艳红，孙夕林，程雁，等. 水通道蛋白分子成像研究 [J]. 放射学实践，2015, 30(6): 622–625.

[11] 李加慧，李秋菊，于兵，等. DWI–MRI 多 b 值水通道蛋白分子成像机理和方法学研究 [J]. 中国临床医学影像杂志，2014, 25(3): 186–189.

[12] 李秋菊，李加慧，赵周社，等. DWI 多 b 值水通道蛋白分子成像在肝纤维化早期诊断的价值 [J]. 中国临床医学影像杂志，2014, 25(10): 719–723.

[13] 陈秋雁，吴富淋，彭晓澜，等. 水通道蛋白磁共振分子成像与水通道蛋白 4 表达的相关性研究 [J]. 中国临床医学影像杂志，2016, 27(12): 837–841.

[14] 鲁宏，胡惠，何占平，等. 三种不同 MRI 检查方法诊断早期脑缺血的实验对比研究 [J]. 海南医学，2010, 21(12): 30–32, 37.

[15] 衣慧灵，杜娟，郑涛，等. AQP4 和 rADC 对低强度经颅超声治疗大鼠缺血后脑水肿的疗效评估 [J]. 中国医学影像学杂志，2019, 27(6): 416–420.

[16] 雷小燕，鲁宏. 脑挫伤后损伤侧与非损伤侧脑组织病理变化及其意义 [J]. 中华创伤杂志，2014, 30(8): 827–830.

[17] Yin J, Zhang H, Chen H, et al. Hypertonic saline alleviates brain edema after traumatic brain injury via downregulation of Aquaporin 4 in rats [J]. Med Sci Monit, 2018, 24 (4): 1863–1870.

[18] Shahrokhi N, Khaksari M, AsadiKaram G, et al. Role of melatonin receptors in the effect of estrogen on brain edema, intracranial pressure and expression of aquaporin 4 after traumatic brain injury [J]. Iranian J Basic Med Sci, 2018, 21(3): 301–308.

[19] Lu H, Lei XY, Hu H. Relationship between AQP4 expression and structural damage to the blood–brain barrier at early stages of traumatic brain injury in rats [J].Chin Med J, 2013, 126(22): 4316–4321.

[20] Hu H, Lu H, He Z, et al. Gene interference regulates aquaporin–4 expression in swollen tissue of rats with cerebral ischemic edema: Correlation with variation in apparent diffusion coefficient [J]. Neural Regeneration Res, 2012, 7(21): 1659–1666.

[21] Clément T, Rodriguez–Grande B. Aquaporins in brain edema [J]. J Neurosci Res, 2020, 9 8(1): 9–18.

[22] Li X, Bai R, Zhang J. Effect of progesterone intervention on the dynamic changes of AQP–4 in hypoxic–ischaemic brain damage [J]. Intern J Clinic Experiment Med, 2015, 8(1 0): 18831–18836.

[23] Zhang C, Chen J. Expression of aquaporin–4 and pathological characteristics of brain injury in a rat model of traumatic brain injury [J]. Molecul Med Rep, 2015, 12(5): 7351–7357.

[24] 林艳红，孙夕林，程雁，等. 水通道蛋白分子成像研究 [J]. 放射学实践，2015, 30(6): 622–625.

[25] Guan Y, Li L, Chen J. Effect of AQP4–RNAi in treating traumatic brain edema: Multi–modal MRI and histopathological changes of early stage edema in a rat model [J]. Experiment Therapeutic Med, 2020, 19(3): 2029–2036.

[26] 艾莉，陈海霞，秦将均，等. AQP4 在创伤性脑水肿中的表达与多模态 MRI 成像研究 [J]. 海南医学院学报，2020, 26(17): 1353–1357.

[27] Hong Lu, Xiaoyan Lei. The apparent diffusion coefficient does not reflect cytotoxic edema on the uninjured side after traumatic brain injury[J]. Neural Regeneration Research, 2014, 9(9): 973–977.

第 9 章　展　望

随着科学研究的进展，人们发现单纯研究某一方向（基因组、蛋白质组、转录组等）无法解释全部生物医学问题，科学家就提出从整体的角度出发去研究人类组织细胞结构、基因、蛋白及其分子间的相互作用，通过整体分析反映人体组织器官功能和代谢状态，为探索人类疾病的发病机制提供新的思路。1990 年，人类基因组计划（human genome project，HGP）启动，催生了对高通量组学检测技术的研究，包括基因组学、蛋白质组学、影像组学和代谢组学等。组学分析技术已被证明是揭示复杂生物过程的强有力的新工具，并已成功地应用于微生物学、真菌学、植物和医学等领域。

一、基因组学

基因组（genome），又称染色体组，指一个物种单倍体的染色体数目，是物种全部遗传信息的总和。基因组学（genomics）这一概念最早是在 1986 年由美国科学家 Roderick 提出，基因组学的目的是对一个生物体所有基因进行集体表征和量化，研究它们之间的相互关系及对生物体的影响，并阐释核苷酸序列的意义。对生物体的基因研究有 2 种选择：一种是单独地去发现一个个重要的基因，一种是选择地测定数个动物（包括人类）的全基因组序列。通过科学论断，科学家们做出了科学的选择，启动了"人类基因组计划"，开始了对基因组学的研究。"基因组序列图"将奠定 21 世纪生命科学研究和生物产业发展的基础。基因组学包括 3 个领域：①结构基因组学，包括基因定位、基因组作图及测定核苷酸序列；②功能基因组学，是指对基因功能的识别和鉴定；③比较基因组学，是对不同物种的整个基因组进行比较，提高对各个基因组功能和表达机制的认识。基因组学技术正应用于"经化学物暴露后生物基因表达的变化研究"课题，这些信息有助于更好地理解细胞、组织蛋白表达（蛋白质组学）以及影像学（影像组学）的信息。目前，常用的基因组学技术有 DNA 测序、下一代测序和单核苷酸多态性微阵列等。

二、蛋白质组学

蛋白质组（proteome）一词是 1994 年由 Wilkins 和 Williams 提出的，是指在特定时间、特定条件下，在特定类型的细胞或个体中表达的所有蛋白质。蛋白质组学（proteomics）主要阐明蛋白质的成分、结构、表达和功能模式及各种蛋白质之间的相互作用。与"人类基因组计划"相呼应，2001 年，在美国成立了国际人类蛋白质组研究组织（human proteome organization，HUPO），提出了人类蛋白质组计划。虽然，基因指导蛋白质的合成，但基因表达的水平不能代表细胞内活性蛋白的水平。蛋白质组极其复杂并且随时间变化而改变，蛋白质修饰过程如磷酸化、糖基化等，对细胞内的稳态起至关重要的作用（图 9-1）。蛋白质组学对蛋白质翻译和修饰水平的研究进行了补充，是全面了解基因组表达的重要手段。蛋白质组学相关技术的发展促进了对蛋白质的定性定量检测，但它仍然不如转录组学和代谢组学敏感。蛋白质组学可分为：①表达蛋白质组学，即对组织、器官、细胞和亚细胞中蛋白质表达谱的研究；②结构蛋白质组学，是对蛋白质及其复合物三维结构的测定，从原子的

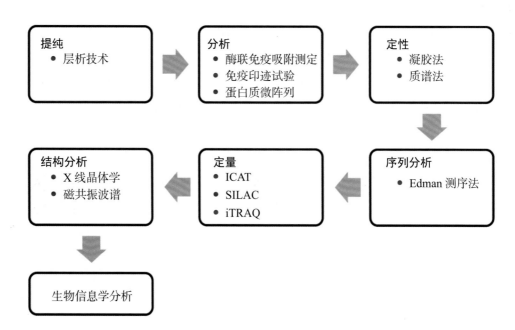

▲ 图 9-1　蛋白质组学的应用

ICAT. 同位素亲和标签技术；SILAC. 细胞培养稳定同位素标记技术；iTRAQ. 同位素相对标记与绝对定量技术（引自 Aslam B，2017）

水平对其作用机制进行解释；③功能蛋白质组学，研究蛋白质在定位、折叠和修饰等功能上的不同和差异。蛋白质组学技术有二维凝胶电泳技术、质谱技术等。

三、影像组学

影像组学（radiomics）是指借助于计算机技术对医学影像中的海量数据进行定量分析，从中筛选具有临床预测价值的特征（图 9-2）。它将人眼可见的黑白灰阶影像判读转变为纹理特征分析，转变了传统的诊疗模式，基本流程主要包括以下几部分：①高质量、标准化影像的获取。该部分保证了影像数据的准确性和可重复性。采集 mp-MRI 影像后，需要对其进行预处理以减少噪声、消除影像失真，进而降低患者间的可变性。②病灶分割。采取人工或自动的方法对兴趣区进行逐层勾画，以便准确地判定肿瘤边界。随着计算机技术的不断进步及分割算法的完善，全自动分割方法将成为主流手段。③特征提取。此为影像组学的核心流程，提取的特征包括形状或大小、一阶特征、二阶（纹理）特征、更高阶的统计特征及其他特殊影像的特征，其中纹理特征在过去 10 年中得到了广泛应用。④特征筛选与量化。对于含有大量特征的研究，通常需要通过特征筛选来选择最有价值的特征子集。常用的特征筛选方法有 LASSO 回归模型、最大相关最小冗余法、主成分分析法等。主成分分析是最常用的降维技术，已在多项研究中应用。⑤模型构建。运用机器学习等方法建立与临床相关的预测模型并对其进行验证。常用的验证方法包括留一法、交叉验证等，衡量数值标准包括准确度、受试者操作特征曲线下面积（area under the curve，AUC）、敏感度、特异度等指标。AUC 是一种较为常用的定量测量指标，已在大多数研究中用于性能评估。

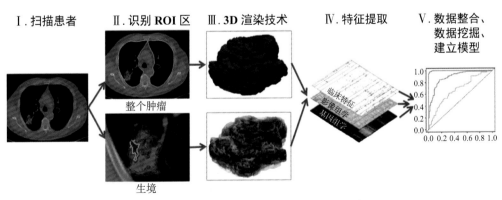

▲ 图 9-2　影像组学的过程及在决策支持中的应用
引自 Gillies RJ, 2016

四、水通道蛋白 –4 组学研究进展

AQPs 是一组与水通透有关的细胞膜转运蛋白。AQP4 是脑内表达最多的 AQPs，在脑水肿形成和消除及其病理生理过程中都发挥了非常重要的作用，调节 AQP4 在脑内的表达对研究脑水肿的治疗具有重要意义。

AQP4 基因定位于人的染色体 18q11.2 与 q12.1 之间的连接处，由 4 个外显子组成，分别编码 127、55、27、92 位氨基酸序列（图 9-3），其间有 3 个内含子，其长度分别为 0.8kb、0.3kb 和 5.2kb。AQP4 有 3 个 mRNA 亚型，由 N 端外显子的差异所决定。它们分别是 AQP4-M$_1$、AQP4-M$_{23}$ 和 AQP4-M$_{23}$X。其中 AQP4-M1 编码的蛋白为 M$_1$，后两者编码同种蛋白 M$_{23}$。在中枢系统同时存在 M$_1$ 和 M$_{23}$ 蛋白，但 M$_{23}$ 的含量约为 M$_1$ 的 3 倍。由氨基酸残基构成 AQP4 的单肽链在细胞膜上呈往返折叠的 6 个 α 螺旋的跨膜区域，肽链的 N 端和 C 端都位于质膜内侧，6 个跨膜区域由 5 条环（A～E loop）相连。通过 B 环和 E 环上的保守序列（NPA 序列）相互连接，使得 6 条跨膜区域相互靠拢，共同构成了一个供水分子通过的亲水通道，即被广泛接受的水通道蛋白"沙漏模型"三维结构（图 9-4）。

AQP4 作为脑内的水通道蛋白最早被发现，其与脑水肿关系不言而喻，但其在脑水肿中的作用因脑水肿类型不同而异。Klatzo 于 1967 年提出根据脑水肿形成机制将脑水肿分为两种类型：细胞毒性（内）和血管源性，随后又补充了间质性脑水肿。AQP4 在各种类型脑水肿的作用如下。

1. 细胞毒性（内）脑水肿

AQP4 基因敲除的小鼠细胞毒性脑水肿比对照组出现晚，并且水肿减轻、预后较好，可能与减少血脑屏障的渗透性和延缓水转运到实质细胞有关，在脑感染和缺血的早期也有保护作用。说明 AQP4 在促进细胞性脑水肿形成中发挥作用。

2. 血管源性脑水肿

在血管源性脑水肿模型中，AQP4 基因敲除小鼠脑组织清除水的速度远比野生

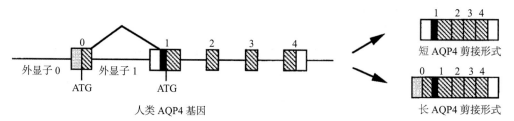

▲ 图 9-3　人水通道蛋白 –4 的基因结构

引自 Umenishi F, 1998

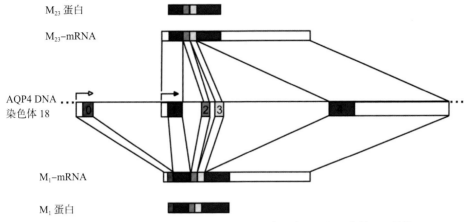

M$_{23}$ 蛋白

M$_{23}$-mRNA

AQP4 DNA
染色体 18

M$_1$-mRNA

M$_1$ 蛋白

▲ 图 9-4　水通道蛋白 -4 在 DNA、mRNA 和蛋白质水平上的经典基因组结构

引自 Moe SE, 2008

型小鼠慢，说明在 AQP4 敲除后脑组织清除水的能力变低。血管源性脑水肿时，水并不依赖 AQP4 进入脑组织，但从脑组织中清除水需要 AQP4 参与。当颅内压较低时，血管源性脑水肿主要由室管膜细胞向脑室内清除，当颅内压较高时，主要由血脑屏障和神经胶质界膜清除。AQP4 激活剂在一定情况下可能会减轻血管源性脑水肿。

3. 间质性脑水肿

在梗阻性脑积水的动物模型中，AQP4 基因敲除小鼠与野生型小鼠相比较发现，其脑室扩大明显加快。因此推测，由于 AQP4 缺失所引起的室管膜层、室管膜下星形胶质细胞及胶质界膜对水的通透性降低，可能是导致脑脊液透过血脑屏障最终进入蛛网膜下腔时的清除率降低的主要原因。

DWI 常用于超早期脑缺血诊断，现在也越来越多地应用于脑部疾病的检查。DWI 不仅可以测量局部水分子扩散运动的强度，而且能测得水分子扩散运动的主方向，从而提供超出形态描绘的组织信息，可对病理过程进行评估。DWI 现已成为早期脑缺血诊断的首选成像方法，其次是 T$_2$FLAIR。DWI 高信号主要反映细胞内水肿，DWI 高信号面积增大表明细胞内水肿加重，T$_2$FLAIR 高信号主要反映以结合水为主的脑水肿 T$_2$WI 高信号只能反映总水量增加的血管性水肿。细胞内水肿时，DWI 高信号，ADC 值降低；血管源性水肿时，DWI 低信号，ADC 值升高。AQP4 的表达参与了缺血性脑水肿的产生过程，尤其是形成细胞内水肿的关键因素，可解释为缺血、缺氧所致钠钾泵活性下降，使细胞内外渗透压失衡，激活了细胞膜外的渗透压感受器（或 AQP4），通过目前尚不明了的信号转导机制使 AQP4 基因表达增强，AQP4 蛋白合成增多，水通道开放，大量水分子流入细胞内形成细胞内水肿。因此，AQP4 表达增强可能是缺血性脑细胞内水肿期 ADC 值下降和 DWI 信号增高的分子机制，DWI 信号面积可间接反映脑水肿时的 AQP4 表达水平。

得益于高通量技术的发展，基因组、蛋白组和影像组等为代表的高通量组学数据将用于进一步揭示 AQP4 在脑水肿的诊断、生物学行为预测、治疗后评估中有巨大的临床应用潜能。

研究有价值的生物标志物能够揭示具体的生物学特征，在病理或者疾病状态下检测 DNA、蛋白质及分子影像学标志物等特定的生物标志变化，必将从分子水平探明疾病的发生机制。以 DNA 测序技术为基础的基因检测技术可以从不同层次对 AQP4 的致病机制以及防治方法的进行研究。分析 AQP4 的结构和功能，为揭示脑水肿发生的分子机制以及为精准诊疗和新药开发提供科学研究的依据和靶标。同时，伴随医学影像技术的发展，多种成像技术（MM-MRI）的联合使用或者多模态、多时相及多维度成像特征将成为脑水肿研究的重要手段。

近年来机器学习已经从学习、训练和验证的简单原则发展到使用神经网络方法的深度学习技术；同时，许多研究已经能够将提取的影像特征与特定基因、遗传图谱和蛋白质的表达联系起来，形成"基因－蛋白质－影像组学"，可以阐明 AQP4 内基因突变的存在与否及免疫表型鉴定，可以更加精准地定位 AQP4 的关键功能基因的表达模式及作用通路，必在未来的治疗选择和治疗评价中起到非常重要的作用。因此，未来需要将基于人工神经网络的深度学习技术和基因组学、蛋白质组学以及影像组学等更多地融合于 AQP4 的组学研究中，为临床攻克脑水肿这一难题做出更大的贡献。

（刘　衡）

参 考 文 献

[1] Ferreira ML, Aparecida VV, de Hoog Sybren. Black yeasts in the omics era: Achievements and challenges[J]. Med Mycol, 2018, 56(suppl_1): 32–41.

[2] Pankaj B, Bones Atle M. Multidimensional approaches for studying plant defence against insects: from ecology to omics and synthetic biology[J]. J Exp Bot, 2015, 66(2): 479–493.

[3] McShane LM, Cavenagh MM, Lively TG, et al. Criteria for the use of omics–based predictors in clinical trials: explanation and elaboration[J]. BMC Med, 2013, 11: 220.

[4] Kuska B. Beer, Bethesda, and biology: how "genomics" came into being[J]. J Natl Cancer Inst, 1998, 90(2): 93.

[5] Dulbecco R. A turning point in cancer research: sequencing the human genome[J]. Science, 1986, 231(4742): 1055–1056.

[6] 李伟, 印莉萍. 基因组学相关概念及其研究进展[J]. 生物学通报, 2000, 35(11): 1–3.

[7] Oberemm A, Onyon L, Gundert–Remy U. How can toxicogenomics inform risk assessment[J]. Toxicol Appl Pharmacol, 2005, 207(2 Suppl): 592–598.

[8] Maxam AM, Gilbert W. A New Method for Sequencing DNA[J]. Proc Natl Acad Sci U S A, 1977, 74(2): 560–564.

[9] Sanger F, Nicklen S, Coulson AR. DNA Sequencing with Chain–Terminating Inhibitors[J]. Proc Natl Acad Sci U S A, 1977, 74(12): 5463–5467.

[10] Voelkerding, Karl V, Dames, et al. Next–Generation Sequencing: From Basic Research to Diagnostics[J]. Clin Chem, 2009, 55(4): 641–658.

[11] Shichen W, Debbie W, Kerrie F, et al. Characterization of polyploid wheat genomic diversity using a high-density 90, 000single nucleotide polymorphism array[J]. Plant Biotechnol J, 2014, 12(6): 787–796.

[12] Wasinger VC, Cordwell SJ, Cerpa-Poljak A, et al. Progress with gene-product mapping of the Mollicutes: Mycoplasma genitalium[J]. Electrophoresis, 1995, 16(7): 1090–1094.

[13] 刘嘉, 李冬, 王徐, 等. 蛋白质组学的研究进展 [J]. 现代医药卫生, 2019, 35(9): 1380–1384.

[14] Merrick BA. The Human Proteome Organization (HUPO) and Environmental Health[J]. Environ Health Perspect, 2003, 111(1T): 1–5.

[15] Anderson L, Seilhamer J. A comparison of selected mRNA and protein abundances in human liver[J]. Electrophoresis, 1997, 18(3–4): 533–537.

[16] Suman S, Mishra S, Shukla Y. Toxicoproteomics in human health and disease: an update[J]. Expert Rev Proteomics, 2016, 13(12): 1073–1089.

[17] 尹稳, 伏旭, 李平. 蛋白质组学的应用研究进展 [J]. 生物技术通报, 2014, 30(1): 32–38.

[18] Serchi T, Gutleb AC, Miller I. Proteomics in toxicology — Added value or waste of energies[J]. J Proteomics, 2016, 137: 1–2.

[19] Hurkman WJ, Tanaka CK. Solubilization of Plant Membrane Proteins for Analysis by Two-Dimensional Gel Electrophoresis[J]. Plant Physiol, 1986, 81(3): 802–806.

[20] Hood BL, Veenstra TD, Conrads TP. Mass spectrometry-based proteomics[J]. Int Congr Ser, 2004, 1266: 375–380.

[21] Lambin P, Rios-Velazquez E, Leijenaar R, et al. Radiomics: Extracting more information from medical images using advanced feature analysis[J]. Eur J Cancer, 2012, 48(4): 441–446.

[22] 王敏, 宋彬, 黄子星, 等. 大数据时代的精准影像医学: 放射组学 [J]. 中国普外基础与临床杂志, 2016, 23(6): 752–755.

[23] Dennis M, Xenia F, Lifei Z, et al. Measuring Computed Tomography Scanner Variability of Radiomics Features[J]. Invest Radiol, 2015, 50(11): 757–765.

[24] 李振辉, 李鹍, 张大福. 放射组学在消化道肿瘤中的应用 [J]. 放射学实践, 2017, 32(3): 298–301.

[25] Varghese B, Chen F, Hwang D, et al. Objective risk stratification of prostate cancer using machine learning and radiomics applied to multiparametric magnetic resonance images[J]. Sci Rep, 2019, 9(1): 1570.

[26] PhD SBG, Ahmad Algohary MS, Shivani Pahwa MD, et al. Radiomic features for prostate cancer detection on MRI differ between the transition and peripheral zones: Preliminary findings from a multi - institutional study[J]. J Magn Reson Imaging, 2017, 46(1): 184–193.

[27] Andres PN, Hong L, Qian L, et al. Predicting clinically significant prostate cancer using DCE-MRI habitat descriptors[J]. Oncotarget, 2018, 9(98): 37125–37136.

[28] Rossi L, Bijman R, Schillemans W, et al. Texture analysis of 3D dose distributions for predictive modelling of toxicity rates in radiotherapy[J]. Radiother Oncol, 2018, 129(3): 548–553.

[29] Kobayashi H, Yanagita T, Yokoo H, et al. Molecular Mechanisms and Drug Development in Aquaporin Water Channel Diseases: Aquaporins in the Brain[J]. J Pharmacol Sci, 2004, 96(3): 264–270.

[30] Klatzo I. Presidental address. Neuropathological aspects of brain edema[J]. J Neuropathol Exp Neurol, 1967, 26(1): 1–14.

[31] Geoffrey T Manley, Miki Fujimura, Tonghui Ma, et al. Aquaporin-4deletion in mice reduces brain edema after acute water intoxication and ischemic stroke[J]. Nature Medicine, 2000, 6(2): 159–163.

[32] Marios C Papadopoulos, Geoffrey T Manley, Sanjeev Krishna, et al. Aquaporin-4 facilitates reabsorption of excess fluid in vasogenic brain edema[J]. The FASEB Journal, 2004, 18(11): 1291–1293.

[33] Bloch O, Auguste KI, Manley GT, et al. Accelerated Progression of Kaolin-Induced Hydrocephalus in Aquaporin-4-Deficient Mice[J]. Journal of Cerebral Blood Flow & Metabolism, 2006, 26(12): 1527–1537.

[34] 蒋锡丽, 鲁宏, 陈建强, 等. AQP4 基因沉默对脑水肿的影响及影像改变 [J]. 国际医学放射学杂志, 2016, 39(5): 495–499.

[35] 鲁宏, 孙善全. 缺血性脑水肿的 AQP-4 表达与磁共振成像的相关性研究 [J]. 中国医学影像技术, 2003, 19(8): 957–960.

[36] 牛彩虹, 齐进冲, 杨北, 等. 水通道蛋白-4 与缺血性脑水肿的研究 [J]. 脑与神经疾病杂志, 2016, 24(2): 126–128.

[37] Koichiro Yasaka, Osamu Abe. Deep learning and artificial intelligence in radiology: Current applications and future directions[J]. PLOS Medicine, 2018, 15(11): e1002707.

[38] Guan Ying, Li Lifeng, Chen Jianqiang, et al. Effect of AQP4-RNAi in treating traumatic brain edema: Multi-modal MRI and histopathological changes of early stage edema in a rat model[J]. Exp Ther Med, 2020, 30(1): 1–8.

[39] Hong Lu, Yuefu Zhan, Ai Li. et al. AQP4-siRNA alleviates traumatic brain edema by altering post-traumatic AQP4 polarity reversal in TBI rats[J]. Journal of Clinical Neuroscience, 2020, 81(11): 113–119.

附录　相关研究成果奖

1. 早期脑梗塞组织中的水通道蛋白 -4 表达与功能磁共振成像的相关性研究（获四川省卫生厅科技进步三等奖）

2. DWI 诊断早期脑梗塞的临床应用基础研究（获中南大学医疗新技术成果二等奖）

3. 水通道蛋白 -4 在脑水肿组织中的表达与功能磁共振成像的应用基础研究（获海南省科技进步三等奖）

4. 创伤性脑水肿发病机制、基因药物疗效及其临床影像学应用研究（获海口市科技进步一等奖）